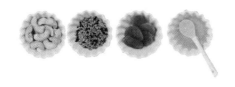

우리 가족 건강을 지켜주는

체질 음식

박원종 지음

마인드북스

프롤로그

음식, 바로 알고 먹으면 약이 되고 힘이 된다

우리가 매일 먹는 음식은 단순히 우리의 배를 채워주는 역할만 하는 것이 아니다. 음식은 우리의 건강과 생명을 좌우할 만큼 대단히 중요한 것이며 우리의 삶과 문화, 정신과도 아주 밀접한 관련을 맺고 있다. 또한 음식에는 저마다 지닌 고유의 독특한 맛과 향이 있다. 사람들은 이 맛과 향을 즐기며 음식을 먹는다.

음식, 그리고 음식을 만드는 식재료가 되는 갖가지 식품에는 저마다 갖고 있는 독특한 약성(藥性)도 있다. 사람들은 음식이 지닌 이 약성을 통해 자신과 가족의 건강을 지키며 보다 활력 있게 오래 살 수 있기를 희망한다. 그러면서 음식이나 식품을 통해 자신이나 가족, 혹은 다른 사람들의 질병을 고치거나 예방하려 한다. 뿐만 아니라 우리가 흔히 먹는 음식이나 식품 중에는 다른 음식이나 식품 속에 있는 독성(毒性)을 해독하는 작용을 하는 것들도 있다.

이처럼 음식이나 식품에는 우리 몸에 이롭고 각종 질병에 대한 치유 능력이 있는 여러 가지 좋은 성분이나 효능도 있으며, 다른 음식이나 식품이 지닌 독성을 해독하는 작용도 한다. 반면, 우리 몸에 좋지 않은 영향을 끼치거나 부작용을 초래하는 유해한 성분이나 독성을 갖고 있는 음식과 식품도 있다. 사람의 건강을 해치거나 갖가지 질병을 초래하고, 보유하고 있는 질병을 더욱 악화시키는 음식이나 식품도 분명 존재하는 것이다.

같은 음식이나 식품이라 하더라도 어떤 사람에게는 아무런 부작용 없이 이로운 반면 다른 어떤 사람에게는 부작용을 초래하며 건강을 해치는 음식이나 식품도 있다. 같은 음식이나 식품임에도 사람마다 다른 체질이나 건강 상태, 보유하고 있는 질병이나 증세 등에 따라 '약'이 되기도 하고 '독'이 되기도 하는 것이다.

그래서 음식이나 식품은 그것이 어떤 효능이나 부작용을 지니고 있는지, 다른 음식이나 식품과는 서로 어떤 작용을 하는지, 그리고 나의 체질이나 건강 상태, 내가 보유하고 있는 질병이나 증세 등과는 어떤 상관관계가 있는지 등을 충분히 알고 먹는 것이 바람직하다. 그래야만 내 건강을 지키고 음식이나 식품으로 인한 부작용을 막으며 질병으로부터도 멀어질 수 있다.

더러 음식은 아무거나 가리지 않고 잘 먹으면 된다고 말하는 사람들도 있으나, 엄밀한 의미에서 이것은 잘못된 생각이다. 음식이란 결코 무작정 아무거나 다 먹는다고 좋은 게 아니라 각자의 몸과 건강 상태에 따라 적합한 것을 선택해 먹는 것이 자신의 건강을 위해서 여러모로 유익하다.

음식에는 그 음식을 먹게 된 문화적·역사적 배경과 함께 계절이나 절기(節氣), 날씨, 풍토, 지역적 특성 등 환경에 따른 선인들의 음식에 관한 지혜와 사고방식, 철학, 의학 등도 담겨 있다. 종교와도 연관이 있다.

우리 민족은 예로부터 각 계절이나 절기, 날씨, 풍토, 지역적 특성 등을 충분히 고려하여 그때그때 거기에 가장 잘 맞는 음식을 만들어 먹었다. 그러면서 음식을 먹는 사람의 건강 상태는 물론 보유하고 있는 질병이나 증세, 나이, 성별, 취향, 체질, 종교 등과 음식이 지닌 약성과 부작용 및 이들 간의 상호 관계 등을 세밀히 살피고 고려하여 이에 가장 적합한 음식을 만들어 내놓았다.

그래서 우리의 전통 음식과 그런 음식이 만들어지게 된 배경, 음식에 들어가는 재료, 계절이나 절기에 따른 식생활 풍습 등을 알게 되면 선인들의 음식이나 식품에 관한 해박한 지식과 슬기로운 식생활 지혜에 놀라움을 금치 못할 때가 많다.

이처럼 음식이나 식품은 우리의 삶과 건강, 성격이나 기질, 체질, 질병, 문화와 정신, 풍습과 풍류, 문학과 예술, 종교, 계절이나 시절, 날씨, 풍토, 지역적 특성 등과 아주 밀접한 관계를 맺고 있는, 아주 특별하고도 소중한 것이다. 게다가 음식에는 사람들 간의 따스한 정(情)과 추억, 긴밀하고도 아름다운 인간관계 같은 것들도 깃들어있다.

더욱이 내가 먹는 음식은 내 건강과 삶에 큰 영향을 끼칠 뿐만 아니라 내 외모와 성격을 형성하는 데에도 적지 않은 역할을 한다. 나아가서는 내가 먹는 음식이 내 인생을 바꾸어 놓기도 한다.

이 책에서는 이처럼 우리의 삶과 밀접하며 건강에도 아주 중요한 역할을 하는 음식에 대해 다각적인 시선으로 살펴보았다. 흔히 볼 수 있는 우리의 식생활 습관과 문제점, 개선해야 할 점들도 살펴보았고, 또 어떠한 식생활 습관이 보다 옳고 현명한 것인지에 대해서도 과학적인 근거를 바탕으로 제시했다.

이와 함께 예로부터 전해오는 음식에 관한 세시풍속(歲時風俗)과 옛사람들의 음식에 관한 견해 및 속설(俗說), 음식이 지닌 약성과 독성 및 부작용, 체질 및 건강 상태 혹은 각종 질병과 음식과의 상관관계, 음식의 재료로 쓰이는 식품들 간의 좋은 궁합과 나쁜 궁합 등도 살폈다.

여기에는 옛 문헌과 옛 의서(醫書)들, 한의학과 음양오행(陰陽五行)을 비롯한 동양 철학, 특히 동무(東武) 이제마(李濟馬)의 사상의학(四象醫學; 체질의학), 현대에 와서 과학적으로 밝혀진 음식의 각종 성분과 효능 및 부작용, 그리고 이 분야에 관한 필자의 오랜 공부와 연구, 경험 등이 근간(根幹)이 되었다.

그러나 아무리 좋은 지식이 담긴 책도 그 내용이 난해하거나 이해하기 어려우면 독자들로부터 외면당할 수밖에 없다. 건강 관련 서적도 이제는 누구나 빨리 이해할 수 있으면서도 지루하지 않고 재미있게 읽을 수 있어야만 하는 것이다. 따라서 작가이기도 한 필자는 이 책에서 어렵고 재미없는 내용도 가급적 쉽고 재미있게 쓰고자 했다.

비록 부족하나마 이 모든 것이 독자들의 건강 증진과 각종 질병의 예방 및 퇴치, 자신의 체질 파악과 체질과 음식물과의 상관관계에 대한 이해, 그릇된 식생활 습관의 개선 등에 도움이 되었으면 좋겠고, 또 그렇게 되리라 믿는다.

박 원 종

차 례

제2부 내가 먹는 음식이 나를 만든다 • 69

제3부 좋은 식생활이 건강한 삶을 만든다 • 145

제4부 계절과 절기에 따른 건강한 식생활 풍습   • 203

제1부

체질에 맞는
해독 음식

■ 숙취 해독에 좋은 감과 수정과

가을이 한창 무르익어 갈 무렵이면 감나무마다 감들이 풍성하게 열린다. 특히 늦가을의 찬 이슬을 맞으며 감나무의 가지마다 빨간 홍시가 주렁주렁 매달려 있는 모습은 참으로 장관이다.

감나무는 예로부터 우리 인간과 아주 친근한 나무다. 시골 어디서나 흔히 볼 수 있는 것이 바로 감나무요, 시골집 뒤란에 감나무 한두 그루 없는 집이 거의 없을 정도다.

특히 늦가을이 되어 시골에 가보면 주황빛 감들이 탐스럽게 매달려 있는 감나무를 많이 보게 되는데, 그런 모습을 보면 왠지 마음이 풍성해진다. 우리나라 늦가을의 토속적인 풍정(風情)을 물씬 풍기며 가을날의 정취를 더해주는 감나무의 모습. 그것은 어쩌면 우리들의 마음속에 자리 잡고 있는 영원한 고향의 풍경인지도 모르겠다.

시골 노인들은 감나무를 가리켜 이런 말도 한다.

"감나무는 사람들이 곁에 자주 가야 잘 크는 나무야. 그 나무에 소도 붙들어 매고, 사람들이 주위에 모여서 두런두런 얘기도 나누고, 그 가지에 그네도 매달아 애들이 타고 놀아야 더욱 잘 자라고 감에도 단맛도 많이 드는 법이지."

감나무에 묶어놓은 소가 싸는 똥이나 사람들의 수런거림, 혹은 아이들의 활기 같은 것들이 모두 감나무에게는 좋은 '약'이 된다는 거다.

"감나무 곁에는 뱀이 잘 오지 않는다."라는 옛말도 있다. 예로부터 부녀자들이 자주 찾는 뒤란 장독대 곁에 감나무를 으레 심었던 것도 부녀자들이 특히 싫어하는 뱀이 장독대 근처에 얼씬거리지 못하도록 하기 위해서였다고 한다.

정말로 감나무 곁에 뱀이 잘 다가오지 않는 것인지, 아니면 사람들이 자주 다니는 곳에 감나무가 있어 뱀이 잘 나타나지 않는 것인지는 확실히 알 수 없다. 그러나 사람들과 늘 가까이 있으며, 사람들에게 여러모로 이롭고, 늘 사람들과 더불어 살아가는 것이 감나무인 것만은 분명하다. 감나무가 병충해에 강한 것도 사실이다.

감나무에서 수확한 잘 익은 홍시는 그 맛이 아이스크림처럼 달콤하여 입 안에서 살살 녹는다. 홍시와 함께 단맛이 입 안 가득 넘치는 단감 또한 그 맛이 좋은데, 단감은 술을 빨리 깨게 하고 술독을 제거하는 데에 아주 효과적인 식품이다. 그래서 '술 깨는 데에는 감이 최고'라는 말도 있다.

술을 마시고 난 후 갈증이나 과음으로 인한 숙취에 시달릴 때 곶감과 생강, 통 계피, 잣, 꿀이나 설탕 등을 넣어 만든, 시원한 수정과(水正果)를 마시고 나면 갈증이 해소되며 술도 빨리 깨고 숙취로 인한 고통도 덜 수 있다. 더욱이 곶감이나 감에는 수렴(收斂) 작용을 하는 탄닌산이 들어있는데, 이것은 과음 후에 생기기 쉬운 배탈이나 설사를 예방 및 퇴치하는 역할을 한다.

시원하면서도 달고 매콤한 맛이 어우러진 수정과는 예로부터 겨울철의 별미로 손꼽혀 왔다. 사실 생강과 계피 특유의 매운맛과 향기가 나고 청량감마저 주며 건강에도 이로운 수정과는 겨울철의 건강음료로서 손색이 없다.

조선시대 궁중 연회상에 차려졌던 수정과를 살펴보면, 여기에 들어가는 재료만 보더라도 건시(乾枾)나 준시(蹲枾)를 비롯해서 생강, 석류, 유자, 왜감자, 가련, 두충, 산사, 앵두 등 다양한 재료들이 사용되었다. 또 감미료로는 오미자가, 색을 내는 데에는 연지(連枝)가 사용되었다.

옛날에 바람이 불고 추운 겨울날이나 눈이 펑펑 쏟아지는 날, 뜨거운 아랫목에 앉아 이 수정과를 먹던 맛은 참으로 기막혔다. 설날 음식으로 수정과를 만드는 집도 많은데, 우리 집에서도 설날 때가 되면 꼭 수정과를 만든다. 설날이 되면 흔히 과식과 과음을 하기 쉬운데, 과식 후 수정과를 먹게 되면 소화가 잘 되는 것은 물론 속이 거북하거나 느끼한 것도 해소할 수 있기 때문이다. 게다가 과음으로 인한 숙취 해소에도 좋기 때문이기도 하다.

수정과에 들어가는 계피는 소화를 촉진하고 속을 따뜻하게 해주는 효능이 있다. 생강 또한 소화를 촉진하고 위장을 보하며, 설사를 멈추게 하고, 메스꺼움이나 구토 등을 다스리는 효능이 있다.

여기에다 수정과의 주재료인 곶감은 알코올의 분해를 촉진하는 과당과 비타민 C 등이 풍부하여 술을 빨리 깨게 하고, 술독을 제거하는 역할을 한다. 수정과에 들어가는 설탕이나 꿀 또한 당분이 많아 숙취 해소에 도움이 된다.

　이러한 효능을 지닌 식품들이 들어간 수정과를 과식 후에 먹게 되면, 소화도 잘 되고 과식 후에 생기기 쉬운 속이 메스꺼운 증세나 배탈의 예방 및 퇴치에도 좋다. 과음으로 인한 갈증이나 숙취, 메스꺼움이나 구토 증세, 설사 등에도 효과적이다.

　한편 곶감을 한꺼번에 많이 먹으면 일시적으로 변비가 생길 수 있는데, 변비에 좋은 생강을 수정과 재료로 함께 넣어 이 문제까지도 동시에 해결한 옛사람들의 지혜에는 감탄하지 않을 수 없다.

　옛 의서인 『명의별록(名醫別錄)』에도 "감은 위와 장의 허약을 다스리고, 술독을 풀어준다. 또 설사를 멈추게 한다."라고 쓰여 있다.

　게다가 곶감이나 감에는 비타민 C가 많이 들어있어, 겨울철이나 환절기에 걸리기 쉬운 감기에도 좋고, 추위를 이길 수 있도록 저항력을 증진하는 역할도 한다. 이밖에도 곶감이나 감은 기침과 기관지염, 고혈압, 피부 미용, 심장 질환 등에도 좋은 식품이다.

　붉은 감잎도 다 떨어지고 앙상한 나뭇가지 끝에 붉은 감 몇 개만 까치밥으로 외롭게 남은 걸 보면, 왠지 마음이 쓸쓸해진다. 붉게 물들었던 가을도 아쉬움 속에서 서서히 물러가는 느낌도 든다.

　그러나 이렇게 가을이 가고 겨울이 와도 감이나 그 감으로 만든 수정과는 남아 우리의 입을 즐겁게 해주고, 건강 또한 챙겨준다.

■ 석가모니도 극찬한, 해독 음식 생강죽

불경을 보면 이런 이야기가 나온다.

석가모니가 감기에 걸려 신열이 나면서 괴로워하자 제자인 아난다가 생강이 든 약죽을 권한다. 이 권유대로 석가모니는 생강이 든 약죽을 몇 번 들었다. 그러자 감기가 씻은 듯이 나았다는 것이다.

이에 석가모니는 제자들을 모아 놓고 이렇게 말한다.

"너희에게 깨와 후추 그리고 생강이 든 약죽을 권하노라. 이 죽에는 다섯 가지 공덕이 있으니, 그 첫째는 주림을 덜어주고, 둘째는 갈증을 해소해주며, 셋째는 변비를 다스려주고, 넷째는 대소변을 잘 볼 수 있게 해주며, 다섯째는 고약한 감기를 다스려주기 때문이니라."

감기에는 원래 특효약이 따로 없다고는 하지만, 예로부터 감기로 인해 괴로울 때 생강이 든 약죽이나 생강차를 자주 먹으면 좋은 것으로 전해온다. 옛 의서인 『다산방』에도 "감기에 걸렸을 때에는 생강을 진하게 달여서 먹고 땀을 푹 내면 좋다."라고 기록되어 있다.

이처럼 예로부터 감기에 생강이 든 약죽이나 생강차, 혹은 생강을 진하게 달인 물이 좋다고 하는 데에는 그만한 이유가 있다. 우선 생강은 그 성질이 맵고도 따뜻한 열성 식품으로서 갑자기 찬바람을 쐬고 난 후나 환절기 등에 생긴 감기로 인해 몸이 으슬으슬 떨리며 춥고, 속이 차며, 한사(寒瀉; 한기로 인해 생기는 설사)가 있을 때 이를 물리치는 효능이 있다.

이와 함께 속을 따뜻하게 해주고, 강력한 발한(發汗) 작용을 하며, 감기로 인한 기침이나 설사를 멈추게 하는 작용도 한다. 여기에다가 감기로 인한 한사(寒邪; 추위로 인한 사악한 기운)를 몰아내며, 경락(經絡)을 따뜻하게 해주고, 통증을 가라앉혀주는 역할도 한다.

그만큼 생강죽이나 생강차 같은 음식들이 감기와 이로 인해 나타나는 여러 가지 증상들을 없애거나 완화하는 데 아주 효과적이라는 얘기다. 그러므로 감기에 걸렸을 때에는 이런 음식들을 아침, 저녁으로 먹으면 좋다. 설령 감기에 걸리지 않았다 하더라도 가을에서 겨울로 넘어가는 시기나 추운 겨울철에 이런 음식들을 자주 먹으면 감기 예방은 물론 매서운 추위도 물리치고 몸과 마음의 활력을 얻는 데에도 도움이 된다.

생강은 해독 작용도 뛰어나다.

옛날에는 들짐승의 고기나 토란 같은 것들을 잘못 먹고 나서 생긴 중독에 생강즙이나 생강 달인 물을 먹으면 제독(除毒)되는 것으로 여겨 널리 활용되었다. 구역질이나 딸꾹질이 날 때, 트림을 자주 하거나 신물이 날 때, 소화가 잘 안 될 때 등에도 생강을 먹으면 효과적이다.

한방에서는 생강이나 건강(乾薑; 말린 생강)을 건위, 복통, 곽란, 하혈, 냉통, 해소, 진통, 중서(中暑; 더위를 먹어서 생기는 두통이나 어지럼증 같은 질환) 등의 약재로 써왔다.

생강은 또한 강한 방향(芳香)과 매운맛이 있어서 식욕을 돋우고 어·육류의 비린내나 누린내를 없애주는 작용도 한다. 그래서 예로부터 보신탕이나 추어탕에는 생강이 빠지지 않고 들어가는데, 이렇게 하면 개고기나 미꾸라지 특유의 좋지 않은 냄새가 제거되며 한결 맛이 좋아진다. 또 이러한 생강의 작용을 이용하여 생강은 예로부터 향신료나 음식의 부재료로도 많이 쓰여 오고 있다.

일찍이 이율곡(李栗谷)은 이런 말을 했다.

"남과 화합할 줄 알며 자기 색을 잃지 않는 생강처럼 되어라."

이 말의 뜻은 자신의 색(향과 맛)을 강하게 띠고 있으면서도 다른 식품들을 만나면 과감히 자기 색을 죽이고 화합해서 새로운 맛과 향을 만들어내는 생강처럼 살라는 거다.

우리나라에서는 예로부터 전북 완주의 '봉동 생강'이 유명한데, 그 이유는 '봉동 생강'이 다른 지역에서 나는 생강들보다 그 맛이나 향취, 약성 등이 좋은 까닭이다. 봉동 지역에서는 예로부터 겨울철에 종자 생강을 특별한 저장법으로 보관해왔는데, 그 방법은 온돌 밑이나 지하 저장고에 생강을 넣고 보관하는 것이다. 옛날에는 이 '봉동 생강'이 임금님에게 올리는 이 지역 진상품이었다.

한편 체질적으로 몸에 열이 많은 소양인은 생강을 삼가거나 더덕(사삼), 맥문동(麥門冬) 등과 같이 생강의 열성을 떨어뜨리는 식품을 함께 먹는 것이 좋다.

■ 미세먼지와 유해 물질 배출에 좋은 돼지고기

최근 미세먼지가 기승을 부리면서 많은 사람이 이로 인한 고통을 겪고 있다. 해마다 봄이 되면 중국에서 불어오는 황사 때문에 고통받는 사람 또한 많다. 더욱이 이러한 미세먼지나 황사 등에는 공업 발전과 산업화, 매연, 대기오염 등으로 인해 생겨난 수은이나 납, 카드뮴, 구리, 아연, 니켈, 비소 등과 같은 중금속을 비롯한 각종 유해 물질들이 포함되어 있을 수도 있어 걱정이 아닐 수 없다.

그런데 우리나라와 중국 등지에서는 예로부터 각종 금속을 다루는 공장이나 인쇄소, 축전지 공장, 가죽 공장, 염색 공장 등에서 일하는 근로자들이나 탄광에서 일하는 광부들, 먼지가 많이 나고 오염 물질이 많이 배출되는 각종 공사 현장에서 일하는 근로자들, 혹은 대기오염이 심한 도시에서 장시간 운전하는 운전기사 등은 돼지고기를 자주 먹어왔다.

그 이유는, 각종 금속이나 탄가루, 매연, 오염 물질 등에서 발생하는 각종 유해 물질이나 먼지를 제거하는 데에 돼지고기가 좋은 것으로 믿어 왔기 때문이다.

중국에서는 계절적으로 황사 현상이 심하게 나타날 때 돼지고기를 더욱 많이 찾는 경향도 있다. 심지어 중국에서는 '황사 바람이 불 때 돼지고기를 먹지 않으면 병이 난다.'는 말까지 있다.

우리나라에서는 특히 탄광의 광부들과 공장 근로자들이 돼지고기를 많이 먹어왔는데, 그것도 살코기보다는 비계를 더욱 선호했다. 지방질이 많고 미끈미끈한 돼지비계가 몸 안에 있는 탄가루나 각종 금속, 혹은 유해 물질이나 흡입한 먼지 같은 것들을 씻어내는 데 더욱 효과적인 것으로 생각했기 때문이다.

납독으로 인해 까맣게 변색된 놋수저를 돼지기름으로 닦으면 깨끗해진다. 이것을 보고 돼지고기가 납독을 비롯하여 각종 금속이나 탄가루, 혹은 유해 물질이나 흡입한 먼지 같은 것들을 제거하는 데 효과적일 것으로 보았을 수도 있다. '납중독엔 돼지고기'라는 말이 전해오는 것도 이러한 현상을 보고 나온 말인지도 모르겠다.

요즘에는 3월 3일이 '3'이 두 번 겹치는 날이라 해서 이른바 '삼겹살 데이'로 부르며 삼겹살을 먹는 사람들도 많다. 물론 이는 돼지고기의 소비를 촉진하기 위한 상술에서 비롯된 것이지만, 봄에 심한 황사나 유해물질로부터 건강을 지키기 위해서 괜찮은 생각인 것 같다.

최근 한국식품연구원에서 돼지고기와 중금속 배출에 관한 연구를 위해 치과 기공소와 가죽 공장에서 일하는 근로자들을 선발해 6주간 꾸준히 돼지고기를 섭취하도록 한 적이 있다. 그런 다음 이들과 돼지고기를 먹지 않은 다른 근로자들을 비교해보았다. 그 결과 돼지고기를 자주 섭취한 이들이 그렇지 않은 근로자들보다 납은 약 2퍼센트, 카드뮴은 9퍼센트 이상 적게 검출되었다고 한다. 또 다른 국내의 연구 결과에서는 돼지고기를 자주 섭취한 사람들은 혈액 중의 납 농도가 상당 폭 줄어든다는 것이 확인되기도 했다.

이런 점에서 보면 돼지고기가 중금속이나 각종 유해 물질 제거에 어느 정도 도움이 되는 것으로 보인다. 그러나 중금속과는 달리 돼지고기의 섭취와 미세먼지 배출과의 상관관계를 검증한 연구 결과는 아직 나오지 않았다. 또한 지나친 돼지고기의 섭취는 자칫 건강을 해칠 수 있다는 사실도 잊지 말아야 할 것이다.

미세먼지 제거 문제와는 별도로 춘곤증 등으로 인해 몸이 나른해지는 봄철에 돼지고기를 적당량 먹는 것은 괜찮다. 돼지고기에 신체에 활력을 주는 비타민 B1이 풍부해서다. 더욱이 돼지고기를 마늘과 함께 먹으면 돼지고기의 비타민 B1과 마늘의 알리신(매운맛 성분)이 결합해 알리티아민이란 '피로 해소 물질'까지 생성된다.

물을 충분히 마시는 것도 미세먼지를 몸 밖으로 내보내는 데 효과적이다. 만일 수분 섭취가 부족하면 호흡기 점막이 건조해져 스모그나 황사의 미세먼지에 포함된 중금속 같은 것들이 우리 체내에 더욱 쉽게 침투할 수 있다. 반면, 물을 충분히 마시면 몸 안에 들어온 중금속이 물에 의해 희석될 뿐만 아니라 일부는 소변이나 땀 등과 함께 체외로 배출된다. 그러므로 미세먼지가 심한 날에는 하루 8~10잔의 물을 의식적으로라도 마시는 것이 바람직하다.

물과 함께 오미자차나 둥굴레차, 율무차, 현미차, 다시마차, 결명자차, 녹차, 감초차, 갈근차, 허브차 등과 같은 차들을 따끈하게 끓여수시로 마시는 것도 좋다. 그러나 이뇨(利尿) 작용을 하는 커피나 콜라 같은 카페인 함유 음료는 많이 먹지 말아야 한다. 카페인을 과다섭취하면 기관지가 말라 유해 물질의 체내 유입이 용이해질 수 있어서다.

황사나 미세먼지가 심한 날에는 몸 안에 들어온 미세먼지나 유해 물질 배출에 도움이 되는 다시마나 미역, 김, 미나리, 녹두, 율무, 팥, 무, 호박, 마늘, 양파, 갈근(칡뿌리), 감초와 각종 야채류와 과일류를 먹는 것도 효과적이다. 물론 황사 마스크의 착용과 손과 발 등을 자주 씻는 것은 필수적이다.

■ 육류의 독성을 해독해주는 감자

서양에서는 예로부터 쇠고기나 돼지고기 같은 육류로 음식을 만들 때면 감자를 함께 넣거나 감자로 만든 별도의 요리를 곁들여 먹는 경우가 많다. 뿐만 아니라 감자 수프도 자주 먹으며, 감자 크로켓이나 '포테이토 칩' 같은 것들도 간식거리로 자주 먹는다.

특히 독일 사람들은 감자를 아주 좋아해서 감자를 많이 먹는 것으로 유명하다. 그래서 독일 사람의 식탁 위에서는 감자로 만든 음식들을 쉽게 볼 수 있다. 비단 독일 사람들뿐만이 아니라 러시아와 스웨덴, 노르웨이, 덴마크, 영국, 프랑스, 그리고 미국 등 서양 사람들도 예로부터 감자 요리를 즐겨 왔다.

우리나라에서도 예로부터 육류로 음식을 만들 때면 감자를 함께 넣는 수가 많다. 돼지의 등뼈나 잡뼈 따위와 굵직한 감자를 함께 넣고 만드는 감자탕이나 돼지갈비찜 같은 음식이 그 대표적인 것들이다.

이처럼 육류 음식에 감자를 함께 넣거나 별도의 감자 요리를 곁들여 먹는 수가 많은 것은, 우선 이렇게 먹으면 맛이 한결 좋아지기 때문이다. 또 이렇게 함께 먹으면 육류의 느끼한 맛이나 육류 특유의 냄새나 독성까지도 줄일 수 있고, 육류 섭취로 인한 속의 거북함이나 소화불량 및 변비, 설사 등에도 좋다는 사실을 경험적으로 알기 때문이다.

감자는 육류 섭취로 인한 나트륨의 과다 섭취를 제거하고 중화하는 역할도 한다. 특히 우리나라 사람은 전통적으로 음식을 짜게 먹는 습관이 있어 나트륨의 섭취가 서양 사람보다도 많으므로 감자는 더욱 필요한 식품이라 하겠다. 무엇보다도 감자는 육류나 육류 가공 식품에 들어있는 유해 물질이나 독성 등을 해독하고 중화하는 작용을 한다.

육류는 산성 식품에 속한다. 육류를 많이 섭취하게 되면 혈액의 산성도가 높아지고, 각종 세균에 대한 저항력이 약해지며, 당뇨병이나 고혈압 등과 같은 성인병을 비롯하여 각종 질병에 잘 걸린다.

게다가 육류는 섬유질이나 비타민이 부족한 식품이기 때문에 변비나 대장 질환을 일으키기 쉬우며, 소화도 잘 안 되고, 영양의 불균형마저 초래하기 쉽다. 비단 소고기나 돼지고기 같은 육류뿐만이 아니라 서양 사람이 오래 전부터 즐겨 먹어온 치즈와 버터, 햄, 달걀, 초콜릿, 그리고 빵과 같이 밀가루로 만든 음식들도 모두 산성 식품에 속한다.

그런데 감자는 알칼리성 식품이면서 섬유질과 비타민 B와 C가 많이 들어있고 칼슘, 인, 칼륨, 나트륨 등도 골고루 들어있는 식품이다. 영양학적으로도 아주 우수하다. 따라서 감자는 육류를 비롯한 산성 식품에 부족한 것들을 보완해주고, 육류 섭취로 인한 여러 가지 부작용이나 질병을 막아주는 데 아주 효과적인 식품이다. 다시 말해 육류와 감자는 서로 궁합이 아주 잘 맞는 사이인 거다.

감자에 많이 함유된 비타민 C는 철과 결합하여 장에서의 흡수를 돕기 때문에 빈혈을 방지하는 효과도 매우 크다.

북유럽 등의 추운 나라에서는 예전에 야채류가 부족했다. 따라서 북유럽 사람들은 구하기 쉬운 감자를 섭취함으로써 부족한 야채류의 섬유질과 비타민 등을 보충했다.

이 밖에도 감자는 칼로리가 낮으면서도 이내 포만감을 느끼게 해주므로 비만 예방에도 좋고 항암, 항바이러스 작용도 한다. 각종 위장 질환과 충치 예방, 천식, 피부 질환, 고혈압, 심장 질환 등에도 좋은 식품이다.

그러므로 감자는 체질적으로 육류 음식을 좋아할 뿐만 아니라 살이 찌기 쉽고 고혈압, 심장 질환, 천식, 대장 질환 등 각종 성인병에 약한 태음인에게는 꼭 필요한 식품이다. 위장 질환과 빈혈에 약한 체질인 소음인에게도 아주 좋다.

세계적인 장수 마을로 유명한 불가리아의 훈자 지방과 에콰도르의 비루카밤바 지방 주민들의 식생활을 조사해본 결과, '유카'라는 감자류를 주식으로 하고 있다는 공통점이 발견되었다. 그만큼 감자가 건강·장수 식품이라는 이야기다.

우리나라에서는 예로부터 감자를 가리켜 '부엌의 한약재'라고 부르며 감자의 효능을 높이 평가했으며, 감자부침이나 감자떡, 감자채, 감자밥, 감자떡, 감자국수, 감자만두, 감자엿, 감자버무리 등 다양한 음식으로 먹어왔는데, 이것도 감자의 맛과 다양한 효능을 이미 잘 알고 식생활에 적극적으로 활용한 것이라 할 수 있다.

■ 몸과 마음의 힐링 해독 식품 양파

이런 이야기가 있다.

어린 나이에 연애결혼을 해서 부엌일을 전혀 모르는 새색시에게 음식 준비를 하던 시어머니가 말했다.

"애야, 넌 할 줄 아는 게 없으니까 양파나 까라."
"예, 어머님."

새색시는 열심히 양파를 까기 시작했다. 그런데 양파를 한참 까던 새색시가 고개를 갸우뚱거리더니 시어머니를 향해 말한다.

"어머니, 이상하네요."

"뭐가?"

시어머니가 의아해하는 표정으로 묻자 새색시가 심각한 표정으로 다시 말한다.

"아무리 까도 아무것도 나오지 않아요."

이 말에 시어머니는 기가 막혀 한숨을 길게 내쉰다. 그러자 새색시가 다시 이렇게 말하는 거다.

"어머니, 갑자기 어디 아프세요? 약 사올까요?"

병 주고 약 주겠다는 건지, 원.

요즘 이런 눈치 없는 새 며느리 때문에 골치 아프다는 시어머니들이 많다. 상황 판단을 제대로 하지 못하고 '사오정' 같은 엉뚱한 짓을 해서 시어머니로부터 눈총을 받는 새내기 며느리들이 적지 않다는 거다.

어쨌든 양파는 이제 우리의 식생활에서 빼놓을 수 없을 만큼 많이 쓰이는 야채다. 특히 양파는 생선이나 육류의 냄새를 중화해주는 역할을 하기 때문에 생선이나 육류의 요리에 널리 쓰인다.

더욱이 양파는 여러모로 우리 건강에 이로울 뿐만 아니라 동맥경화와 심근경색, 고혈압, 고지혈증, 당뇨병 등 각종 성인병의 예방 및 퇴치에 탁월한 효능을 지니고 있는 식품이다. 여러 임상 실험 결과를 통해서도 양파에 이러한 두드러진 효능이 있는 것으로 입증된 바 있다.

특히 양파는 혈액을 정화하고 피를 맑게 하여 동맥경화 등 순환기 계통 질병의 예방 및 퇴치에 좋으며, 양파의 껍질 부분에 있는 케르세틴이라는 성분은 혈관을 강화해줄 뿐만 아니라 경화된 동맥을 부드럽게 해주는 역할을 한다.

게다가 양파는 혈액 중의 섬유소 용해를 활성화하는 작용을 하며, 혈전의 형성을 막는 성분도 많이 들어있다. 때문에 양파를 자주 섭취하면 고지방을 섭취해도 혈전이 잘 생기지 않으며, 콜레스테롤의 수치도 낮아진다.

중국 사람들은 돼지고기와 같은 육류를 많이 섭취하는데도 의외로 동맥경화나 심근경색, 고지혈증 같은 질환에 강한 편이라고 한다. 바로 육류 음식에 양파를 많이 넣거나 양파로 만든 음식을 많이 곁들여 먹기 때문이다. 우리도 짜장면 같은 음식을 먹을 때 흔히 양파를 곁들여 먹는데, 이렇게 먹으면 짜장면의 기름지고 느끼한 맛도 없어지며 건강에도 도움이 된다. 또한 양파는 미용에도 좋고, 불면증이나 탈모 방지에도 좋은 식품이다.

프랑스의 일류 요리사 부르스탕은 그의 저서인 『요리 대전』에서 "인류의 평화와 행복은 요리에 양파나 마늘을 쓰면서 시작되었다."라고 했다. 이 말인즉슨 양파나 마늘의 진정 작용에 의해 사람들의 마음이 가라앉음으로써 평화와 안정을 얻고, 나아가서는 행복해질 수 있다는 뜻이다. 그만큼 양파의 정신 및 신경 안정 작용이 크다는 얘기다. 그래서 양파를 가리켜 '신경의 비타민'이라고도 부른다.

육류 섭취가 날로 증가하고, 복잡하고 치열한 경쟁 사회 속에서 조바심이나 불안감, 두려움, 스트레스 등에 시달리는 현대인들은 이런 점에서 더욱 자주 양파를 먹었으면 좋겠다.

■ 세 가지의 덕을 지녔다는 해독 식품 미나리

우리 선조들은 예로부터 갖가지 꽃과 나무를 비롯해서 채소나 풀까지도 저마다의 품격을 갖고 있는 것으로 보았다. 그 많은 꽃 중에서도 특히 눈 속에서 피어나는 복수초와 매화, 나무 중에서는 사시사철 푸른 소나무, 채소류 중에서는 음지의 수렁에서도 잘 자라는 미나리가 최고의 품격을 지닌 것으로 여겼다.

'근채삼덕(芹菜三德)'이란 말이 있는데, 여기서 '근채(芹菜)'란 미나리를 뜻하며, 이는 곧 미나리에는 세 가지 덕(德)이 있다는 말이다. 미나리가 지닌 첫 번째 덕은 더러운 물을 맑게 해주는 것이며, 두 번째는 음지(陰地)에서도 잘 자라는 것이고, 세 번째는 미나리가 가뭄에도 강하다는 것이다. 옛사람들이 이처럼 미나리에 세 가지 덕이 있다고 한 이유를 자세히 살펴보면 다음과 같다.

우선 미나리는 진흙탕 같은 더러운 물속에서도 때 묻지 않고 싱싱하게 잘 자랄 뿐만 아니라 오염된 물이나 생활 오수 같은 것들을 수용하여 깨끗하게 정화해주는 능력이 뛰어난 식물이다. 때문에 옛사람들은 속세를 상징하는 진흙탕 속에서도 때 묻지 않고 싱싱하게 잘 자랄 뿐만 아니라 오염된 물을 정화하기까지 하는 미나리에 그 첫 번째 덕이 있다고 여겼다.

중국 당나라 때의 시인 왕유(王維)는 "소나무나 매화가 아버지라면, 미나리는 어머니다."라고 말한 바 있다. 여기서 그가 미나리를 어머니에 비유한 것도 자녀의 모든 잘못이나 허물까지도 수용하여 사랑으로 정화하는 어머니의 모습이 마치 미나리의 모습과 흡사하다고 생각했기 때문이다.

중국에서는 예로부터 훌륭한 인재를 발굴하는 것을 가리켜 '미나리를 뜯는다'는 뜻의 '채근(菜芹)'이란 말로 표현하기도 했다.

조선 시대 때 유학의 교육을 담당하던 기관인 성균관(成均館)을 다른 말로 '근궁(芹宮; 미나리궁)'이라 부르기도 했는데, 이것은 성균관 안에 미나리를 심어 유생들의 부식으로 썼다는 데에서 유래되었다고 한다.

미나리가 음지에서도 잘 자라는 것을 두 번째 덕이라고 한 것은, 미나리가 음지 같은 어둡고 척박한 환경 속에서도 굴하지 않고 강인한 생명력을 보여주는 식물이기 때문이다. 그래서 옛사람들은 이것을 미나리가 지닌 두 번째 덕으로 여기며 사람 또한 인생의 음지나 어려운 환경 속에서도 결코 굴하거나 희망을 포기하지 말고 미나리 같은 삶의 자세를 가져야 한다고 가르쳤다.

미나리는 또한 타들어 가는 가뭄 속에서도 다른 농작물들과는 달리 푸름을 잃지 않고 잘 견디어내는데, 이것을 옛사람들은 미나리의 세 번째 덕으로 여겼다.

미나리는 비타민이 풍부한 알칼리성 식품으로서 철분과 섬유질도 풍부해 변비에도 아주 좋은 식품이며, 술독이나 숙취를 해소하고 간 기능을 보강해주는 식품으로도 유명하다. 더욱이 미나리는 혈압 강하 작용과 신진대사 촉진 작용을 하며, 소장이나 대장 질환, 치질, 신경통, 류머티즘, 대하증, 하혈, 정력 감퇴, 스트레스 해소, 공해 해독 등에도 좋은 식품으로 알려져 있다. 기운을 맑게 하고 가래를 삭여주며 폐와 기관지 등에 좋은 식품이기도 하다.

『동의보감(東醫寶鑑)』에는 "미나리는 갈증을 풀어주고 머리를 맑게 해주며, 술 마신 뒤의 열독(熱毒)을 다스릴 뿐만 아니라 대장과 소장을 편하게 해주며, 기(氣)의 흐름을 좋게 하고, 냉증과 월경 과다증 등에 좋다."라고 쓰여 있다. 『신농본초경(神農本草經)』에는 "미나리는 지혈 작용을 하며 정력을 길러 주고 혈맥(血脈)을 보한다."라고 기록되어 있다.

이와 같이 미나리는 각종 독성분을 제거하는 작용이 뛰어난 식품이다. 그래서 각종 공해에 찌든 현대인에게 더없이 좋은 식품이 된다. 최근에는 미나리가 각종 오염 물질이나 폐수의 정화에도 아주 뛰어난 역할을 한다는 것이 과학적으로 입증되었다.

오염된 하천 주변이나 공장 폐수가 많이 나오는 지역 등에 인공적으로 '미나리꽝', 즉 미나리를 심은 논을 만들어 환경오염도 막고 맑은 하천도 만들자는 운동이 전개되고 있는 것도 바로 이러한 미나리의 뛰어난 폐수 정화 능력 때문이다.

맛과 향이 좋고 해독 작용이 뛰어난 미나리는 복어 매운탕을 비롯한 각종 생선 매운탕 등에 빠지지 않고 쓰이는데, 특히 술꾼들이 즐기는 복어 매운탕에 미나리가 '약방의 감초'처럼 꼭 들어간다. 회 친 복어를 먹을 때에도 미나리강회나 미나리를 초고추장에 무쳐 함께 먹는 경우가 많다. 복어를 비롯한 생선류와 미나리의 음식 궁합이 아주 잘 맞아 떨어지기 때문이다. 특히 술 마실 때 복어와 미나리를 함께 먹으면 술도 한결 덜 취할 뿐만 아니라 그 다음 날에도 과음으로 인한 속 쓰림이 덜 하고 숙취도 빨리 해소되며 속도 한결 편하다. 과음한 다음 날에 복어 매운탕을 먹으면 술이 빨리 깨며 기력도 빨리 회복된다.

복어 요리에 미나리를 곁들여 먹으면 미나리의 독특한 향미까지 더해져 그 맛과 향이 훨씬 더 좋아지며 입맛을 돋우어주는 효과도 있다. 게다가 뛰어난 해독 작용을 하는 미나리가 복어에 혹시 남아 있을지도 모를 독성분을 해독하는 작용도 한다. 그만큼 미나리의 해독 작용이 뛰어난 것이다.

미나리는 특히 기질적으로 술과 담배를 좋아하고 과음을 자주하며, 체질적으로 폐와 기관지, 대장 등이 약한 태음인에게 더욱 적합한 식품이며, 체질적으로 간 기능이 허약하고 간 질환에도 약한 태양인(太陽人)에게도 좋은 식품이다. 물론 소양인과 소음인에게도 이롭고 적합한 식품이다.

미나리 중에는 독미나리가 있으므로 조심해야 한다. 또 미나리에는 거머리가 많이 붙으므로 먹기 전에 잘 씻고 손질도 잘 하지 않으면 안 된다.

우리나라에서는 예로부터 미나리 중에서도 경상도 언양에서 생산되는 '언양 미나리'의 맛과 향기가 가장 좋은 것으로 평가받고 있다.

■ 바다에서 나는 해독제 다시마

일본 사람들은 우동이나 된장국 같은 것들을 끓일 때 흔히 다시마를 넣곤 한다. 이렇게 하면 맛이 한결 좋아지는 것은 물론 몸 안에 있는 독소나 나쁜 물질들이 쉽게 배출되며, 변비 예방 및 퇴치에도 좋고, 여러모로 건강에 이롭기 때문이다. 일본 사람들은 다시마가 해독 작용이 뛰어나고 여러모로 건강에 좋은 식품임을 예전부터 알고는 이를 식생활에 적극적으로 활용해왔던 것이다.

언젠가 러시아에서 체르노빌 원자로 방사능 유출 사고가 발생했을 때, 다시마를 비롯한 미역, 김, 파래 등의 해조류가 방사능 오염을 해독하는 데 좋다고 하여 체르노빌 일대의 주민들에게 이러한 해조류를 많이 먹도록 권장한 적이 있다. 또한 이 사고로 인해 북구와 독일 등지에서도 방사능 오염으로 인한 피해를 우려하여, 과거에는 거들떠보지도 않던 이러한 해조류를 찾는 서양 사람들이 많아졌다.

이에 편승하여 약삭빠른 일본 상인들은 다시마와 미역 등의 해조류가 방사능 오염을 해독하는 데에 아주 좋다고 선전하며, 러시아를 비롯한 북구와 독일 등에 해조류를 대량으로 팔았다. 그래서 이들 일본 상인들은 체르노빌 원자로 방사능 유출 사고 덕에 엄청난 떼돈을 벌었다고 한다.

사실 다시마에 풍부하게 들어있는 알긴산은 우리 몸 안에 들어온 중금속을 비롯한 여러 가지 나쁜 물질들과 결합하여, 이를 배출하는 작용을 한다. 아울러 알긴산은 소화 작용을 촉진하고 항암 작용을 하며, 인체 내의 콜레스테롤을 줄여주는 역할도 한다. 더욱이 다시마에는 비타민 A와 B군이 다량으로 함유되어 있는데, 이것이 간장 내에서 해독 작용을 한다. 이런 효과 때문에 피부 미용에도 도움이 되는 식품이다.

옛 의서인 『명의별록』과 『다산방(茶山方)』 등을 보면 다시마가 수종(水腫)이나 영류(瘿瘤: 혹) 또는 풍단(風丹: 단독) 등의 제거에 좋은 것으로 기록되어 있는데, 이미 이때부터 다시마의 뛰어난 해독 작용에 대해서 잘 알고 있었던 것이다.

세계의 여러 장수촌 사람들의 식생활을 살펴보면, 다시마와 미역 등의 해조류를 많이 먹는 것을 알 수 있다. 다시마를 많이 먹는 지방에 장수하는 사람들이 많다는 조사 결과가 발표된 적도 있다. 일본 사람 중에 장수하는 사람들이 많은 이유 중의 하나도 다시마를 비롯한 해조류와 생선을 많이 먹기 때문이라는 견해가 많다.

또한 다시마와 미역, 김, 파래 등과 같은 해조류는 각종 공해와 이로 인한 독성 및 부작용을 제거하는 식품으로서도 뛰어난 효능을 나타낸다. 이와 함께 이러한 해조류는 공해로 인해 생기기 쉬운 기관지염이나 폐렴, 폐암 등의 폐 질환을 예방 및 퇴치하는 데에도 아주 효과적이고, 흡연으로 인한 니코틴을 제거하는 데에도 도움이 된다.

게다가 다시마에는 염기성 아미노산인 라미닌이 들어있어 혈압을 낮추는 역할을 하고, 혈관의 노화를 방지하며, 노화 현상을 지연시키는 작용도 한다. 변비나 비만, 소화불량, 갑상선 종양, 방광염, 동맥경화, 심장 발작, 그리고 각종 암(특히 유방암과 결장암)의 예방 및 퇴치에도 좋은 식품으로 평가받고 있다.

강장 효과도 있으며, 다시마에 들어있는 비타민 B_{12}는 악성 빈혈에 좋은 것으로 알려져 있다. 다시마는 또 탈모 방지에 좋을 뿐만 아니라 모발을 잘 나게 한다는 이야기도 전해온다. 최근에는 다시마차가 널리 보급되며 이를 즐겨 마시는 사람들도 많다.

이런 점에서 다시마는 특히 체질적으로 폐와 심장의 기능이 약해 각종 폐 질환 및 호흡기 질환에 약하고, 심장 질환은 물론 각종 성인병에도 잘 걸리며, 대장 질환과 변비에도 약한 태음인에게는 없어서는 안 될 식품이다. 게다가 태음인은 기질적으로 흡연을 즐기는 경향마저 있으므로 니코틴 해독에도 좋은 다시마는 더욱 필요하다.

또한 다시마는 체질적으로 간 기능이 약한 태양인에게는 이를 보완해주는 식품이 되며, 기질적으로 흥분을 잘하며 다혈질적인 사람이 많으며 고혈압과 혈관 질환에 약한 경향이 있는 소양인에게도 여러모로 좋은 식품이다. 또한 체질적으로 빈혈이 생기기 쉽고 소화 기능이 약한 소음인에게는 다시마가 이를 개선해주는 역할도 한다.

'바다에서 나는 해독제'이자 천연 건강식품인 다시마가 우리 식탁 위에 좀 더 많이 오르면 좋겠다.

■ 체내 노폐물 해독에 특히 좋은 미역국

우리나라에서는 예로부터 여름철이 되면, 바닷가 모래사장에서 모래찜질을 하는 사람을 많이 볼 수 있다. 예전에는 중년 이후의 여인들이 검은색 우산으로 얼굴 부위만 가린 채 모래찜질하는 모습을 흔히 볼 수 있었다. 그리고 지금도 우산 색깔만 달라졌을 뿐 자주 볼 수 있는 풍경이다.

충남 서천군에 있는 모래리라는 곳에서는 예로부터 매년 음력 4월 20일이 되면 이른바 '모랫날'이라 하여, 모래찜질을 비롯하여 갖가지 행사를 벌여오고 있다.

이 모래리의 모래는 다른 곳에 있는 모래에 비해 철분과 염분, 우라늄 등의 성분이 많이 함유되어 있어, 신경통이나 각종 피부 질환 등에 좋은 것으로 알려져 있다. 그래서 이날이 되면 전국 각지에서 몰려든 사람들로 인해 이곳은 그야말로 발 디딜 틈조차 없이 붐빈다. 수많은 사람이 바닷가에 누워 모래찜질을 하며 땀을 빼고, 미역국도 마시고, 한편에서는 농악대까지 나와 흥을 돋우는 등 축제 분위기가 된다.

모래찜질은 예로부터 신경통이나 각종 피부 질환에 좋은 것으로 알려져 왔는데, 남성보다도 여성에게 더욱 좋다고 한다. 여성이 모래찜질을 하면, 태양으로부터 온 양기(陽氣)를 비롯하여 모래 속에 응축되어 있는 좋은 정기(精氣)를 많이 흡수할 수 있는 것으로 여겼다. 그리고 이 같은 좋은 정기들을 흡수하게 되면, 출산으로 인한 여러 가지 후유증이나 각종 부인병에도 좋을 뿐만 아니라 산력(産力)을 좋게 하고, 몸의 냉기를 없애주는 등 다양한 효과가 있다고 믿었다.

모래찜질을 하면서 흔히 먹는 음식이 있는데, 그것은 다름 아닌 미역국이다. 많고 많은 음식 중에서 왜 하필이면 미역국일까. 그 이유는 이렇다.

우선 뜨거운 태양 아래에서 모래찜질을 하다 보면, 땀을 많이 흘려 갈증이 나고 염분이 부족해지며 기력마저 떨어지기 쉽다. 그런데 미역국은 그 짭짤한 맛과 함께 부족해진 염분과 수분을 보충해주고 허기를 없애주며 맛도 좋고 기력을 회복시켜주는 역할을 한다. 찜질방에서도 미역국을 먹는 사람들이 많은데, 이것 역시 미역국이 지닌 이러한 효능 때문이다.

미역국은 또한 산후통을 비롯하여 자궁 출혈, 영양 부족, 변비 등 산모(産母)나 여성들에게 잘 나타나는 여러 가지 질환에도 아주 좋은 식품이다. 체내 노폐물의 해독과 지혈 작용 및 자궁 수축 작용, 신진 대사 촉진 작용 등도 한다.

미역에 많이 들어있는 칼슘은 신경 진정 작용을 한다. 따라서 출산으로 인해 신경이 예민해진 산모의 마음을 안정시키는 데에도 미역국은 효과적이다. 특히 소음인 산모는 다른 체질의 산모들보다 더욱 신경이 예민해지므로 미역국을 더 많이 섭취하는 것이 좋다.

미역은 비단 산모뿐만이 아니라 임신부에게도 아주 좋은 식품이다. 왜 그럴까?

여자가 임신을 하면 칼슘과 철분, 요오드를 태아에게 많이 빼앗긴다. 또한 임신 중에는 흔히 갑상선 호르몬을 만드는 데 필수적인 성분인 요오드가 부족해져 목이 붓곤 한다. 그런데 미역에는 임신부에게 이처럼 부족해지기 쉬운 칼슘과 철분, 요오드가 많이 들어있어, 이를 보충해주는 역할을 한다.

더욱이 미역과 다시마 등에는 알칼리성 아미노산인 라미닌이 들어있는데, 이 라미닌은 피를 맑게 해주는 작용과 함께 혈압 강하 작용을 한다. 그러므로 미역은 비단 산모뿐만이 아니라 혈압이 높은 사람이나 체질적으로 고혈압이 되기 쉬운 태음인에게도 아주 좋은 식품이 아닐 수 없다. 단, 미역국을 너무 짜게 해서 먹는 것은 피해야 한다.

미역은 각종 성인병 예방과 비만 예방에도 아주 좋은 식품이며, 여성들의 미용 식품으로서도 적합하다. 미역에는 버섯의 독을 중화해주는 효과도 있다. 그래서 옛날에는 버섯 독에 미역국을 먹도록 했

다. 간혹 미역을 잘못 먹고 체하는 수가 있는데, 이럴 때에는 갈근(칡
뿌리)을 진하게 달여서 먹으면 효과적이다.

　모래찜질을 하면서 흔히 미역국을 먹는 것도, 산모나 임신부에게
미역국을 많이 먹도록 권해온 것도 다 이유가 있었던 것이며, 여기에
도 선인들의 오랜 삶의 경험과 지혜가 숨어 있었던 것이다.

■ 산후 해독과 회복에 좋은 늙은 호박

　옛날에는 해산(解産)이 그야말로 생명을 건 모험이었다. 흡사 전쟁
터에 나가는 것이나 다를 바 없었다. 그래서 옛날의 여인들은 해산
을 하기 위해 방으로 들어갈 때면 자신이 벗어 놓은 신발을 다시 한
번 쳐다보았다. 살아서 저 신발을 다시 신을 수 있을까 하는 걱정과
두려움, 착잡함 때문이었다.

　옛날보다는 많이 좋아졌다고는 하지만 지금도 아이를 낳으려는 여
인들은 걱정과 두려움, 착잡한 마음이 든다. 의술이 발달한 오늘날에
도 그만큼 해산은 힘들고 두려운 일인 것이다.

　아이를 낳을 때뿐만 아니라 낳은 후에도 산모는 산후통을 비롯해
서 산후 하혈, 산후 부종, 영양 부족, 변비 등과 같은 산후 후유증에
시달리는 수가 많다. 산후에 몸조리를 잘못하게 되면 그 후유증은

더욱 커진다. 때문에 산후에는 몸 안에 있던 나쁜 피나 몸 안의 나쁜 물질들을 시원스럽게 배출하는 것이 바람직하다.

우리나라에서는 예로부터 산후에 미역과 늙은 호박을 먹게 되면, 몸 안의 나쁜 피나 독소 등을 속히 배출할 수 있을 뿐만 아니라 산후 후유증을 막는 데에도 좋은 것으로 여겨왔다. 지금도 미역과 늙은 호박은 산후 음식으로 많이 쓰인다.

"아이를 낳은 후에는 늙은 호박 두 통은 꼭 먹어야 한다."라는 옛말도 전해온다. 사실 늙은 호박에는 이뇨 작용을 촉진하는 식물성 섬유인 '펙틴' 성분이 들어있어 부종에 좋고, 프로비타민 A라고 하는 카로틴과 칼륨, 레시틴 등 여러모로 산모에게 이로운 성분들이 많이 함유되어 있다. 늙은 호박은 품종과 성숙도에 따라 영양 성분이 다른데, 색깔이 진하고 잘 익은 호박일수록 이뇨 성분과 카로틴이 많이 들어있다고 한다.

이처럼 늙은 호박에는 각종 영양소가 풍부할 뿐만 아니라 그 당분 성분은 소화 흡수를 잘 되게 해줘 산모에게는 더욱 좋은 식품이다. 산후에 생기기 쉬운 변비에도 좋고 나빠진 피부나 혈색을 좋게 해주는 역할도 하며 항암 작용까지 한다.

늙은 호박 속에 있는 호박씨는 혈압 강하 작용과 콜레스테롤의 생성을 억제하는 역할을 한다. 옛날의 플레이보이들은 호박씨를 볶아 가지고 다니며 수시로 입 안에 털어 넣곤 했는데, 이것은 호박씨가 수박씨와 함께 기력 증진과 정력에 좋다고 여겼기 때문이다.

늙은 호박이 많이 나오는 가을이 되면 산모는 물론이고 건강과 아름다움을 원하는 사람들은 호박 중탕이나 호박죽, 호박범벅, 호박김치, 호박떡, 호박청 등과 같은 음식들을 많이 들도록 적극 권한다.

■ 다목적 해독 식품 된장

된장은 예로부터 간장, 고추장과 함께 우리나라 음식의 대표적인 기본 조미료로서 우리의 식생활에서 아주 중요한 역할을 해왔다. 특히 된장은 국이나 찌개 등에 많이 쓰이는 식품으로 '한국인의 힘과 끈기는 된장에서 나온다'는 말까지 있을 정도로 한국인의 바탕을 이루는 식품이라고 해도 과언이 아니다. 또한 예로부터 된장 맛과 장맛은 묵히면 묵힐수록 그 맛이 깊어지고 구수해진다고 했는데, 오래 묵힌 된장과 함께 두부, 애호박, 고추 등을 넣고 끓인 된장찌개의 맛은 참으로 기막힐 뿐만 아니라 매일 먹어도 질리지 않는다.

우리나라 주부들이 예로부터 해마다 장 담그는 일을 아주 중요시 여기며 많은 신경을 써온 것도 이처럼 된장, 고추장, 간장이 우리의 밥상에서 빼놓을 수 없는 너무나 소중한 존재이기 때문이다. 특히 옛날에는 '음식 맛은 장맛에 좌우된다'느니 '장맛이 좋아야 그해 집안이 편안하다'느니 해서 집집마다 주부들이 장 담그는 일에 온갖 정성을 다 기울였다. 장맛을 좀 더 좋게 하기 위해 '닭날'이니 '말날'

이니 하는 길한 날을 택해 장을 담그는 일도 많았다.

새로 담근 장이 보다 맛있게 숙성되고 변질되지 않도록 하기 위해 장을 넣어 둔 장독을 수시로 살피고 닦는 등 간수하는 일도 소홀히 하지 않았다. '되는 집안은 장맛도 달다'느니 '말 많은 집은 장맛도 쓰다'느니 해서 길흉화복(吉凶禍福)을 장맛과 연관시켜 생각하는 일도 많았는데, 이것도 장을 그만큼 중히 여기며 우리의 삶과 밀접한 관련이 있는 것으로 여겼기 때문이다. 장은 그야말로 단순한 식품이 아니었던 것이다.

한국인의 힘과 끈기를 가리켜 '된장 힘' 혹은 '된장 살'이라고도 하는데, 이것도 우리나라 사람들이 예로부터 된장을 많이 먹어왔기 때문에 나온 말이다. 더욱이 쌀을 주식으로 하고 있는 우리의 식생활에서 된장은 단백질의 공급원으로서도 큰 역할을 해왔다.

특히 된장에는 쌀이나 보리 등에는 부족한 라이신이 많이 들어있어 이를 보완해줄 뿐만 아니라 체내에서 단백질의 효율을 높여준다. 또한 쌀밥과 함께 된장으로 만든 된장찌개나 된장국, 또는 두부나 비지찌개, 순두부, 콩나물국, 콩자반 등과 같은 콩으로 만든 음식들을 먹게 되면 쌀밥에 부족한 라이신이나 슬레오닌 등과 같은 필수아미노산을 보충할 수 있다. 아울러 된장이나 콩에는 부족한 함유 아미노산을 쌀밥이 보충해준다.

다시 말해 쌀밥과 된장으로 만든 음식, 혹은 콩으로 만든 음식들은 서로 궁합이 잘 맞는다는 얘기다. 더욱이 이들을 함께 먹으면 음식을 먹는 맛도 한결 좋아진다.

비단 쌀밥뿐만이 아니라 된장은 다른 어떤 식품들과도 조화를 잘 이루며, 더 좋은 맛을 낸다. 냉이나 달래 또는 두부나 감자 등을 넣은 된장찌개의 그 기막힌 맛이나 무더운 여름철에 풋고추를 된장에 찍어 먹어본 사람이라면 금방 느낄 수 있으리라 생각한다.

된장은 암이나 각종 성인병의 예방 및 퇴치에도 아주 좋은 건강식품이다. 최근에는 된장이 암을 유발하는 돌연변이의 발생을 억제하여 암 예방에 좋고, 혈관 내에 축적된 콜레스테롤을 분해해주는 등 다양한 효능이 있음이 과학적으로도 밝혀졌다. 게다가 된장은 장내에 유익한 균을 번식시켜 정장(整腸) 작용을 하고, 세포를 튼튼하게 해주며, 체내에 있는 지방을 제거해주는 역할도 한다.

여기에다 된장은 갖가지 공해나 담배로 인한 니코틴 독 등을 해독하는 작용도 한다. 『본초강목(本草綱目)』을 비롯한 옛 의서에는 된장이 육류나 해산물, 야채류의 독성이나 버섯 독을 푸는 데 효과적이며 뱀이나 벌레, 벌 등의 독을 해독하는 데에도 좋은 식품으로 기록되어 있다. 그래서 옛날에는 벌이나 벌레 등에 쏘였을 때 된장을 으레 '응급 약'으로 썼다.

한데 최근 된장에 함유된 영양소 중에서 메티오닌산(酸)이 우리 인체의 간장 기능을 강화해주고 해독 작용도 하며, 지비코린산은 갖가지 독성 물질들을 몸 밖으로 배출해준다는 사실이 과학적으로 밝혀졌다. 게다가 된장 속에 많이 들어있는 비타민 B_2는 간장의 해독 작용을 도와주는 것은 물론 간 기능을 보호해주고 니코틴의 유해 성분을 제거해주는 역할을 한다.

흔히 과음하고 난 후 된장을 넣고 끓인 갖가지 국이나 찌개 등을 먹으면 술이 빨리 깨며 속이 편해지는 것을 경험하게 되는데, 이것도 다 근거가 있는 것이다. 예로부터 '담배를 피우는 사람에게는 된장국이 최고'라고 했는데, 이것 또한 과학적으로 입증된 셈이다.

이처럼 된장은 다목적 해독 식품으로 손색이 없다. 된장은 암과 성인병, 각종 공해나 식품 오염 등이 만연한 이 시대에 더욱 필요한 식품이 아닐 수 없다.

된장은 어떤 체질에건 다 좋은 식품이지만 특히 체질적으로 폐와 장의 기능이 약하고 암이나 각종 성인병에도 약한 체질인 태음인에게 더욱 좋은 식품이다.

그러나 우리의 이런 좋은 전통 건강식품이자 천혜의 조미료인 된장을 비롯해서 고추장, 간장을 직접 담가 먹는 집은 이제 많이 줄어들었다. 그저 슈퍼에 가서 사다 먹는 식품쯤으로 생각하는 사람들도 적지 않다.

물론 바쁘고 복잡한 도시 생활 속에서 장을 직접 담가 먹는다는 것은 결코 쉬운 일이 아니다. 하지만 식품 공장에서 획일적으로 쏟아져 나오고 그 맛 또한 모두 같은 현실이 왠지 안타깝게 느껴진다.

그 퀴퀴한 냄새가 좀 싫기는 했지만, 어머니가 메주를 띄우던 옛 풍경이 생각나고 집집마다 장맛이 달랐던 옛 시절이 문득 그리워진다.

■ 버섯 중독에는 가지

버섯은 예로부터 그 맛과 영양가, 그리고 약효가 여러모로 뛰어난 식품으로 손꼽혀왔다. '불로장수의 영약'이니 '신(神)의 선물'이니 하는 극찬도 받았다. 그만큼 버섯은 각종 질병의 예방 및 퇴치에 좋은 효능을 지니고 있다. 암이나 각종 성인병의 예방 및 퇴치에 좋은 버섯들도 많다.

반면 수많은 버섯 종류 중에는 먹을 수 없거나 먹게 되면 부작용이 생기거나 목숨까지 빼앗는 독버섯들도 적지 않다. 때문에 옛날부터 버섯을 잘못 먹고 중독이나 부작용이 생겨 목숨까지 잃는 일이 종종 있다.

예로부터 버섯을 잘못 먹고 중독이나 부작용이 생겼을 때에는 가지나 두부가 좋은 것으로 전해온다. 가지나 콩으로 만든 두부가 해독작용이 뛰어나며, 특히 버섯 중독을 푸는 데 효과적이기 때문이다.

버섯을 잘못 먹고 부작용이나 중독이 생겼을 때 가지를 날것으로 먹거나 가지의 꼭지를 달여서 먹으면 좋은 효과가 있다. 우리의 선조들은 어류로 인한 식중독이나 각종 종독(腫毒), 알코올 중독 등에도 가지가 좋은 것으로 보았다.

이와 함께 가지는 타박상이나 넘어져서 피가 뭉친 데, 인후통, 대장 질환, 하혈 및 변혈, 위염과 위암, 유종 및 초기 유암(유방암), 고혈압, 동맥경화, 충치 등에도 좋은 식품으로 여겨왔다. 가지가 뛰어난 해독 작용과 함께 소종(종양을 없애는 작용), 소염, 진통, 지혈 작용 등을 하며, 각종 암의 발생을 억제하는 것으로 본 것이다.

최근에는 과학적으로도 가지가 동맥경화의 진행을 억제하고 콜레스테롤의 제거에 좋으며 항암 작용이 뛰어난 식품으로 밝혀졌다. 특히 가지는 '1등 항암 식품'으로서 각종 악성 종양을 제거하고 암세포의 성장을 차단한다는 것이 과학적인 실험에 의해 입증되었다. 더욱이 가지는 위암, 대장암, 후두암 등의 억제에 더 큰 효능이 있는 것으로 밝혀짐으로써 우리 선조들이 본 견해와 그대로 일치했다.

한편 옛사람들은 가지에 미약하나마 독성분이 들어있어 한꺼번에 많이 먹는 것은 좋지 않다고 했는데, 실제로 가지에는 알칼로이드라는 독성이 약간 있는 것으로 밝혀졌다. 옛사람들의 지혜에 놀라움을 금할 수가 없다.

"가지는 음성(陰性) 식물이기 때문에 많이 먹으면 양기(陽氣)가 떨어진다."라는 옛말이 있는데, 이것은 아직 과학적으로 입증된 것은 아니다.

■ 해독 작용과 살균 작용이 뛰어난 매실

해마다 5~6월경에 시장을 지나가다 보면, 녹색의 매실을 파는 곳이 눈에 많이 띈다. 매실은 보통 5~6월경에 매화나무에서 열리므로 바로 이때가 매실 철이기 때문이다. 그래서 이때가 되면 매실을 사다가 매실청(매실 엑기스)을 비롯해서 매실 장아찌, 매실주, 매실 효소, 매실 과, 매실 잼 등을 만드는 주부들이 많다. 매실이 예로부터 건강에 여러모로 좋은 식품이라는 것이 널리 알려져 있어서다.

매실은 특히 해독 작용이 뛰어난 식품으로 유명하다. 옛말에 "매실은 각종 음식물과 피, 물속에 있는 독을 없애준다."라고 전해온다.

매실은 구연산과 사과산, 호박산 등과 같은 유기산이 많이 들어있는, 신맛이 강한 알칼리성 식품이다. 특히 매실의 주성분인 구연산은 청량감과 함께 상쾌한 맛을 주며, 피로 회복을 돕고 강력한 살균 작용을 한다.

우리 두뇌에 영양과 산소를 공급해 그 활동을 보다 왕성하게 해주고 뇌를 맑게 하며 정신적, 육체적 피로를 푸는 데에는 매실과 같은 유기산이 많이 들어있는 식품이 아주 좋다. 유기산은 두뇌의 피로 해소는 물론 학습 능률 향상이나 업무 능력 향상에도 역시 좋은 작용을 한다. 따라서 두뇌를 많이 써야 하고 맑은 두뇌가 늘 요구되는 수험생이나 정신 근로자 등은 평소 매실로 만든 음식들을 자주 섭취하는 것이 바람직하다.

더욱이 유기산은 해독 작용과 함께 살균 작용도 하기 때문에 각종 질병에 대한 저항력을 높여주며 배탈이나 세균성 설사, 식중독 등을 예방 및 퇴치하는 데에도 효과적이다. 또한 매실의 신맛은 위액의 분비를 촉진하고 소화 기관을 활발하게 해주며 소화불량과 식욕 부진,

위장 장애 등을 없애주는 역할도 한다.

매실은 또 장의 기능을 좋게 하는 정장 작용도 하며 장의 연동운동을 촉진한다. 따라서 매실은 장의 기능이 나쁜 사람에게도 좋고, 변비 해소에도 도움이 된다. 과식한 후에 소화가 잘 안 되거나 배탈, 설사 등이 있을 때에는 매실로 만든 매실청(매실 엑기스)을 물에 타서 먹거나 매실차를 마시면 도움이 된다.

매실은 이처럼 뛰어난 해독 작용과 함께 피로 회복에도 좋은 식품인 만큼 과음으로 인한 숙취 해소에도 좋으며, 약해진 간 기능 회복에도 도움이 된다.

매실에 풍부한 칼슘은 여성들에게 생기기 쉬운 빈혈이나 생리 불순, 골다공증 등에 좋은 역할을 한다. 매실 속의 비타민은 피부 미용에도 효과가 있다. 이 밖에도 매실은 감기와 신경통, 노화 방지, 뱃멀미 등에도 좋은 것으로 전해온다.

그러나 안 익은 매실에는 청산이 들어있어서 시퍼런 매실은 어떤 벌레도 먹지 않는다. 옛 기록에도 안 익은 매실을 먹으면 죽는다고 했다. 또 매실은 날것으로 그냥 먹으면 자칫 배가 아플 염려가 있으며, 매실에는 산(酸)이 많이 들어있어 날것으로 먹으면 치아가 상할수도 있다. 만일 매실을 많이 먹고 치아가 상했거나 치아에 통증이 있을 때에는 호두를 먹으면 좋다.

매실의 씨에도 독[청산]이 많다. 매실을 달이거나 여러 가지 식품을 만들어 먹을 때 특히 조심해야 한다. 매실을 술에 담가 매실주를 만들 때에는 반드시 씨를 빼고 넣어야 한다.

한방에서는 덜 익은 매실을 청매(靑梅)라 하며, 매실의 껍질과 씨를 발라내고 짚불 연기에 그을려 말린 것을 오매(烏梅)라 한다. 청매와 오매는 한방이나 민간에서 약재로 쓰고 있는데, 기침·구토·설사·회충 구제 등에 효과가 있다.

덜 익은 매실(청매)을 따서 씨는 버리고 과육만 갈아서 불로 달여 고약처럼 만든 것을 매실고(梅實膏)라 하는데, 약이 귀하던 옛날에는 이것을 만들어두었다가 소화불량을 비롯해서 구토·이질·설사 등에 구급약으로 썼다.

『본초강목』에는 오매의 효능에 대해 이렇게 적어놓았다.

"오매는 폐와 장을 이롭게 하며, 오래된 기침과 설사를 다스린다. 담을 제거하고, 구토 증세와 종기를 없애주며, 곽란 토사·하혈·번갈·중풍증 등에도 좋다."

매화의 꽃을 따서 잘 말린 후에 이것을 물에 넣고 끓여 마시는 매화차는 특히 그 향기가 좋은 꽃차로 유명하다. 활짝 피어난 매화를 감상하면서 매화차로 매화의 향과 맛을 입으로 느낀다면 그야말로 금상첨화(錦上添花)다. 정신이 맑아지고 생기가 충만해지는 것도 느낄 수 있다.

매화꽃을 따서 잘 말려두었다가 찾아오는 손님에게 내놓는 차 위에 이 매화 꽃잎을 몇 개 띄워서 내놓으면 더욱 운치가 있다.

흰 죽이 다 쑤어질 무렵에 깨끗이 씻은 매화꽃을 넣어 만든 매화

죽은 우리 고유의 전통 약죽이며, 매실을 넣어 만든 매실주는 예로부터 '불로장생의 술'로 불려 왔다.

■ 숨어서 다른 음식의 맛을 살려주고 독성을 제거하는 무

무는 예로부터 우리 밥상에 자주 오르는 식품인데, 다른 말로 '청근(菁根)'이라고도 하며, 소화가 잘되는 식품으로 유명하다. 그 이유는 무에 여러 가지 소화 효소가 많이 들어있기 때문인데, 특히 전분 분해 효소인 아밀라아제가 많이 들어있다.

우리나라에서 예로부터 떡이나 밥을 먹을 때 무국이나 무김치, 무생채 같은 것들을 많이 먹는 것도, 이러한 것들을 함께 먹으면 그 맛도 한결 좋아질 뿐만 아니라 소화가 잘 되기 때문이다.

냉면에도 흔히 무김치가 들어간다. 무로 만든 동치미 국물에 메밀 국수를 말아 먹는 수도 많다. 메밀묵이나 메밀부침 같은 메밀로 만든 음식을 먹을 때에도 동치미나 무김치, 무생채 같은 무로 만든 음식들을 흔히 곁들여 먹는다.

생선이나 어패류 등을 먹을 때에 무생채를 함께 넣고 버무려 먹거나 무로 만든 음식을 곁들여 먹는 수도 많다. 횟집에서는 흔히 생선회 밑에 가늘게 썬 무를 깔아 놓고 고깃국을 끓일 때나 갈치조림, 고등어조림 같은 생선 조림을 할 때에도 으레 무를 함께 넣는다.

이처럼 생선류 혹은 어패류 등에 무를 곁들여 먹거나 고깃국을 끓일 때나 생선 조림을 할 때 무를 빠뜨리지 않고 넣는 것은, 이렇게 해서 먹으면 떡에 무를 곁들여 먹을 때와 마찬가지로 그 맛이 더욱 좋아지는 것은 물론 무가 생선의 비린내나 고기의 잡내 등을 없애주고 음식 속에 혹시 있을지도 모를 독성을 제거해주기 때문이다.

무는 뛰어난 항균력을 지니고 있어 생선이나 어패류의 세균이나 독성을 제거하고 비린내를 없애주며, 고기의 잡내 또한 제거한다. 게다가 어떤 음식이든 무가 들어가면 그 국물 맛이 깊고 시원하다.

메밀로 만든 음식에 무가 흔히 따라다니는 것은 단지 맛을 위한 것만은 아니다. 물론 메밀로 만든 음식에 무로 만든 음식이 곁들여지면 맛도 한결 좋아지지만, 이들을 함께 먹으면 메밀이 속을 훑어 내리는 것을 무가 막아준다고 여겨 왔기 때문이다. 게다가 그 성질이 차가워 냉성 식품에 속하는 메밀 요리에, 온성 식품이자 매운맛이 나는 무를 함께 먹으면 메밀의 냉성이 다소나마 중화된다.

보리밥을 많이 먹던 옛날에는 흔히 보리밥에 무김치나 깍두기, 동치미·무생채·무장아찌·무말랭이·무국 등을 곁들여 먹는 수가 많았는데, 이것도 냉성인 보리를 온성인 무로 중화한 식생활의 지혜였다.

해풍이 심하고 돌이 많으며 논이 적어 쌀이 많이 나지 않는 제주도에서는 귀한 쌀 대신 메밀로 만든 음식을 많이 먹었다. 제주도에서는 메밀로 만든 음식을 많이 먹으면 몸이 붓는다고 하여, 메밀로 만든 음식을 먹을 때에는 으레 무로 만든 음식을 곁들여 먹는 풍습도 있다. 그래서 제주도에서는 지금도 메밀밭 고랑에 흔히 무를 심는다.

무는 이처럼 여러 가지 역할을 하며 다양하게 쓰이지만, 사실 무 자체는 특별한 맛이 없다. 시원하면서도 좀 매운맛이 난다고나 할까. 그러나 무는 다른 음식 재료들과 섞이면 다른 재료의 맛을 돋워주며, 음식 전체의 맛을 좋게 해주는 역할을 한다.

이처럼 무는 자신의 존재는 별로 드러내지 않는 식품이다. 때문에 무는 다른 음식 재료들에 묻혀 눈에 잘 띄지 않는 수가 많다. 심지어 어떤 음식에 무가 들어갔어도 무가 들어갔는지조차 모르는 경우도 많다.

쇠고기와 무를 함께 넣고 끓인 국을 말할 때 흔히 '고깃국'이나 '쇠고깃국'이라고 하지 '고기무국'이라고 하지 않는다. '갈치조림'이나 '고등어조림'에도 무는 분명히 들어가지만, 무는 빼 버리고 그냥 '갈치조림'이니 '고등어조림'이니 하고 말한다.

설렁탕이나 곰탕, 순댓국, 소머리국밥, 돼지국밥, 해장국이나 따로국밥 같은 음식들에도 무로 만든 깍두기가 흔히 따라다니지만 사람들은 대개 설렁탕이나 곰탕, 순댓국, 소머리국밥, 돼지국밥, 해장국이나 따로국밥을 먹은 것만 생각할 뿐 깍두기의 존재나 그 가치에 대해서는 별로 생각하지 않는다. 무의 입장에서 본다면, 자신이 이런 과소평가를 받고 무시당하기까지 하는 현실에 억울할 수도 있는 일이다.

이런 무처럼 우리 사회나 직장, 단체, 학교 등지에서도 자신의 존재는 별로 드러내지 않은 채 자신이 해야 할 일만 묵묵히 하거나 어떤 일이 보다 잘될 수 있도록 다른 사람을 돕는, 보조 역할만 하는 사람들이 있다. 또 이런 사람들이 있기에 사회나 직장, 단체, 학교 등에서의 모든 일들이 원활하게 잘 돌아가는 것이다. 가정에서는 어머니들이 흔히 무 같은 역할을 한다.

한편 무는 예로부터 기침이나 만성 기관지염, 천식, 술독, 어혈, 니코틴 독 제거 등에도 아주 좋은 식품으로 여겨져 왔다. 거담과 이뇨·소염·건위·해열·소독·지혈 작용 등도 한다. 갈증과 설사에도 좋다.

무에는 니코틴 독을 없애주는 효능도 있다. 따라서 흡연자들은 무국이나 무 주스, 혹은 무로 만든 음식들을 자주 먹으면 좋다. 특히 체질적·기질적으로 술과 담배를 즐기기 쉬우며 과식하는 경향도 있고, 육류를 즐기는 편인 태음인에게는 무로 만든 음식이 더욱 좋다. 태음인은 또한 장의 기능도 약한 편이고, 변비가 잘 생기며, 감기를 비롯하여 기관지염·천식·고혈압·동맥경화·대장 질환 등에 약한 경향도 있는데, 무가 이러한 증세나 질병의 예방 및 퇴치에 도움을 준다.

그러나 위궤양이나 위하수 등으로 고생하는 사람이나 식도 경련이나 식도협착증 같은 병에 잘 걸리고 무의 매운맛이 몸에 적합하지 않은 태양인은 무를 한꺼번에 많이 먹지 않도록 해야 한다.

무는 옛날에 전쟁 시의 비상식량이나 식량이 부족할 때 식량 대용품으로도 자주 사용되었다. 먹으면 배도 부르고 우리 인체에 필요한 영양소와 수분이 풍부한 무가 먹을 것이 없을 때 식량 대용으로 아주 적합했기 때문이다. 게다가 무는 보관과 운반에도 용이한 이점마저 있다.

『후한서(後漢書)』의 「유분자전(劉盆子傳)」을 보면, 궁성이 적에게 포위되었을 때 그 궁 안에 있던 궁녀들이 무를 재배하여 군사들과 백성들의 식량으로 제공함으로써 끝까지 항복하지 않고 버틸 수 있었다는 기록이 나온다.

유명한 전략가 제갈량(諸葛亮; 諸葛孔明)은 군사들을 이끌고 원정을 나갈 때마다 많은 무를 비상식량으로 갖고 갔던 것으로 유명하다. 그래서 중국에서는 지금도 무를 가리켜 '제갈채(諸葛菜)'라고도 부른다.

이집트에서도 옛날에 피라미드를 만들 때 노예들에게 무를 식량으로 나누어주었다는 기록이 있다. 무에 수분이 많아 더운 날씨에 갈증도 해소되고, 먹으면 배도 부르기 때문이었다.

무는 예로부터 속살을 예쁘게 해준다 하여 젊은 여인들이 은밀히 먹던 음식이기도 했다. 그래서 무를 가리켜 '미용채(美容菜)'라고도 한다. 이는 무에 소화효소인 디아스타제가 많이 들어있어 소화를 도와주기 때문이다.

무를 많이 먹으면 사내아이를 쑥쑥 잘 낳는다는 속설도 전해온다. 그래서 무를 가리켜 '득남채(得男菜)', 혹은 '다산채(多産菜)'라고도 불렀다.

특별한 맛도 없고 자신을 드러내 보이지도 않지만 소리 없이 다른 음식 재료들의 맛을 돋워주며, 나쁜 독성을 제거하고, 우리 인간의 식생활과 건강에 여러모로 도움을 주는 무. 이런 무처럼 자신을 드러내지 않고 조용히 희생하고 양보하는 사람들에 대한 인식 또한 새로워졌으면 한다.

■ 다양한 해독 작용을 하는 오이와 오이냉국

무더위에다 장마까지 겹치는 여름철이 되면, 몸은 더욱 피로하고 지치기 쉽다. 게다가 몸에서 열이 많이 나고, 갈증도 많이 느끼며, 식욕마저 잃기도 한다.

이럴 때 좋은 식품 중 하나가 바로 오이다. 왜냐하면 오이는 몸의 열을 떨어뜨리는 청열(淸熱) 작용이 뛰어나고, 수분이 많아 갈증을 해소하며, 이뇨와 해독 작용 또한 탁월하기 때문이다.

요즘엔 여름철에 등산 갈 때 초콜릿이나 초코파이 같은 것보다 오이를 더 먼저 챙기는 사람들이 많은데, 이것은 오이에 수분이 많아 등산 후의 갈증 해소와 더위를 식히는 데 아주 좋고, 간단한 요깃거리도 되기 때문이다.

우리나라에서는 예로부터 여름철이 되면 주부들이 오이나 오이지를 가늘게 썬 것과 함께 식초, 매실 장아찌나 매실액, 간장이나 소금, 다진 마늘, 참기름, 통깨 등에 우물물 같은 시원한 생수를 부어 만든 오이냉국을 만들어 밥상 위에 얹어 내놓곤 했다. 뿐만 아니라 미역을 찬물에 담가 불린 후 오이와 함께 썰어 넣은 오이미역냉국도 만들어 먹었다.

요즘엔 오이냉국이나 오이미역냉국에 설탕이나 청양 고추도 함께 넣어 얼음을 띄우기도 한다. 무척 시원하면서도 새콤달콤하고 짭조름한 맛도 나는 오이냉국이나 오이미역냉국은 그 맛도 좋을 뿐만 아니라 아삭아삭하게 씹히는 오이의 느낌도 좋다. 게다가 오이냉국은 몇 숟갈만 떠먹어도 잃었던 입맛이 금방 돌아오며 다른 음식의 맛도 더해준다.

또한 냉성 식품인 오이는 몸의 열을 떨어뜨려 무더위를 금방 가시게 해주며, 더위로 지치고 나른해진 몸을 회복시켜주는 데에도 효과적이다. 여름철에 부족해지기 쉬운 수분을 보충해주고 몸 안에 쌓인 노폐물이나 잉여 염분, 습기 같은 것들을 배출해주는 작용도 아주 뛰어나다.

더욱이 오이는 칼로리가 낮고 지방 함량이 적은 식품이라 비만 예방 및 퇴치에도 좋다. 특히 오이는 90퍼센트 이상이 수분과 비타민, 각종 미네랄로만 이루어져 있고 칼로리가 전혀 없기 때문에 아무리 많이 먹어도 살찔 염려가 없는 대표적인 다이어트 식품이다.

오이는 숙취로 인한 갈증 해소와 주독 제거에도 좋다. 그래서 한동안 '오이 소주'가 유행한 적도 있다. 과음 후 속이 쓰리거나 구토나 두통 등에 시달릴 때 오이즙을 마시면 한결 거뜬해진다.

오이에는 칼륨이 많이 들어있는데, 이것이 몸 안의 나트륨을 배출하는 작용을 하면서 몸 안의 노폐물이나 중금속 같은 것들도 함께 배출해주는 작용을 한다. 알칼리성 식품이라서 피의 산성화를 막아주고 피를 깨끗하게 해주는 역할도 한다. 또 오이에 많이 들어있는 펙틴 성분은 콜레스테롤을 줄이고 동맥경화도 예방해주는 데에 도움이 된다.

오이는 피부 미용에도 아주 좋은 식품으로 꼽는다. 특히 오이에는 피부를 맑게 해주는 엽록소와 비타민 C가 많이 들어있으며, 미백 효과와 보습 효과도 있어 피부를 윤택하게 해준다. 열을 진정시키는 효과까지 있어 여드름이나 뾰루지 예방에도 좋은 식품이다. 피부 노화 방지 성분으로 인기를 끌고 있는 콜라겐 성분도 다량으로 함유되어 있다.

오이를 얇게 잘라 피부 표면에 붙여주면 모세혈관을 튼튼하게 해줄 뿐만 아니라 피부 미용에도 효과적이다. 끓는 물이나 불에 데었을 때, 혹은 바닷가에서 햇볕에 지나치게 그을려 발갛게 달아오를 때 오이를 갈아 마시거나 환부에 붙이면 열독이 사라지고 피부가 살아난다.

오이에 들어있는 카로틴은 항암 작용을 하는 것으로 알려져 있다. 오이의 꼭지 부분에 있으며 쓴맛을 내는 쿠쿨비타신이라는 성분은 암세포의 성장을 억제한다고도 한다.

옛날에는 딸을 시집보낼 때 어머니가 딸에게 이런 당부를 했다고 한다. "시댁에서 오이를 거꾸로 먹거든 너도 그렇게 해라." 오이를 거꾸로 먹는 게 어떻게 먹는 건지는 잘 모르겠으나, 어쨌든 이 말은 시집가서는 싫든 좋든 무조건 그 집 풍속을 따르라는 거다.

오이로 만드는 음식에는 오이냉국 말고도 오이김치, 오이깍두기, 오이소박이, 오이장아찌 등이 있으며, 나물이나 무침, 채 등 다양한 방법으로 요리해 먹을 수도 있는데, 이러한 것들 역시 건강에 좋은 음식들이므로 자주 섭취하는 것이 좋다.

그러나 체질적으로 몸이 냉한 소음인은 오이나 오이로 만든 음식들을 한꺼번에 많이 먹는 것은 피해야 한다. 특히 오이냉국이나 오이 미역냉국에 차가운 얼음을 넣어 먹는 것은 더욱 좋지 않다.

오이가 체질에 가장 적합한 사람은 소양인이며 그 다음이 태양인, 태음인의 순이다.

■ 더위와 약물 중독에 좋은 녹두죽

옛날에는 원기가 부족하거나 피로감에 시달리는 사람, 특히 여름 철만 되면 더위에 지쳐 맥을 못 추는 사람들에게 녹두죽, 녹두전, 녹 두 닭죽이나 녹두 삼계탕, 녹두묵(청포), 녹두차 같은 녹두로 만든 음 식들을 자주 먹도록 권했다. 녹두 생즙에 꿀을 타서 먹이기도 했다.

옛 의서인 『식료본초(食療本草)』에서도 녹두의 약효에 대해 "녹두는 원기를 보하는 데 좋고 오장이 조화하도록 해주며 정신을 안정시킨 다. 상식(常食)하면 피부가 아름다워진다."라고 했다.

비단 사람뿐만이 아니라 무더운 여름철이 되면 소나 말 등의 가축 들도 더위에 지치기 마련이다. 그래서 예로부터 농촌에서는 여름철 이 되면 소나 말 등에게 시원한 우물물에다 생녹두 찧은 것을 타서 먹이는 풍습이 전해온다.

녹두는 더위를 식혀주는 역할을 하는 대표적인 냉성(冷性) 식품이다. 따라서 녹두로 만든 여러 가지 음식들은 여름철의 더위를 식혀 주는 '소나기'와도 같은 역할을 한다.

특히 체질적으로 몸에 열이 많아 더위를 많이 타는 소양인(少陽人)이나 비만으로 인해 더위를 많이 느끼기 쉬운 태음인(太陰人), 혹은 태음인 체질은 아니더라도 비만인 사람 등에게 녹두는 더위를 물리치는 데에 아주 좋은 식품이 된다.

그러나 녹두는 그 성질이 차갑고 몸 안의 열을 제거하는 역할을 하므로 냉성 체질인 소음인(少陰人)이 많이 먹는 것은 피해야 한다. 냉증이나 저혈압 증세가 있는 사람에게도 녹두는 적합한 식품이 아니다. 반면, 고혈압 환자나 열이 많은 사람 등에게 녹두는 좋은 식품이다.

우리나라에서는 예로부터 고혈압 증세가 있는 사람에게 녹두 껍질로 만든 베개를 베고 자도록 권해왔는데, 이렇게 하면 혈압을 낮추는 데에도 도움이 될 뿐만 아니라 머리도 한결 가벼워진다.

옛 의서인 『본초비요(本草備要)』에도 "녹두는 열을 제거하고 독을 푼다."라고 쓰여 있다. "녹두는 1백 가지의 독을 푼다."라는 옛말도 있다.

이와 같이 녹두는 뛰어난 해독 작용을 한다. 그래서 우리나라에서는 예로부터 각종 약물로 인한 중독이나 부작용, 음식을 잘못 먹고 생긴 식중독을 비롯해서 배탈, 설사, 복통, 구토, 과음 후의 숙취, 농약 중독, 화장독이나 피부 질환 등에 녹두를 약으로 많이 써왔다. 그만큼 녹두는 우리의 몸 안에 들어온 독성 물질이나 나쁜 물질을 해독하여 몸 밖으로 배출하고, 피를 깨끗하게 정화하는 작용이 뛰어난 식품이다.

녹두는 소화를 돕고 오줌이 잘 나오게 하는 작용도 한다. 녹두가 열을 내리고 입맛을 돋우는 역할도 하기에 옛날에는 독감에 걸려 입맛이 떨어지고 열이 심할 때 녹두죽을 쑤어 먹도록 했다.

녹두가루는 예로부터 피부 미용에도 자주 쓰여왔는데, 녹두를 곱게 갈아서 따뜻한 물에 이겨 크림처럼 만든 후 잠들기 전에 얼굴에 바르면 피부 지방이 제거되면서 살결이 한결 고와지고 여드름과 주근깨에도 좋은 것으로 알려져 있다.

여러모로 여름철 건강에 좋고 그 맛 또한 구수하며 영양가도 풍부한 녹두 음식들을 통해 무더운 여름철을 보다 건강하게 잘 보낼 수 있다.

■ 채소 독에는 참기름이 최고

봄나물을 비롯한 각종 나물을 무칠 때 '약방의 감초' 격으로 거의 빠지지 않고 들어가는 것이 있는데, 그것은 다름 아닌 참기름이다. 비단 나물을 무칠 때뿐만이 아니라 육류로 음식을 만들 때에도 참기름은 양념으로 많이 쓰인다. 비빔밥이나 죽, 육회 같은 음식들을 해 먹을 때에도 참기름을 살짝 떨어뜨린다.

이처럼 나물을 무칠 때, 또는 육류 요리나 비빔밥, 죽과 같은 음식에 참기름 혹은 들기름을 넣는 것은, 우선 이렇게 하면 기름의 그 고소하고도 향기로운 맛이 음식에 스며들어 음식의 맛과 향을 좋게 하기 때문이다. 사실 고소한 참기름 한 방울을 똑 떨어뜨린 향긋한 봄 나물은 잃었던 입맛을 되살리는 데에 아주 좋다.

갖가지 나물들을 무칠 때 참기름이나 들기름을 쓰게 되면, 이것들이 나물마다 지닌 고유의 은은한 맛과 향기를 살며시 자극해 본래 지닌 맛을 생생하게 살려주는 작용도 한다. 게다가 나물 중에는 좀 뻣뻣하거나 억센 것들도 있는데, 부드럽고도 매끄러우며 고소한 기름이 이런 나물들을 어루만져 부드럽고도 나긋나긋하게 만들어주는 역할도 한다.

더욱이 나물 중에는 우리 몸에 여러모로 좋기는 하지만, 그 맛이 좀 쓰거나 맛이 별로 없는 것들도 있다. 이런 나물들을 참기름이나 들기름에 무치게 되면, 기름의 고소한 맛이 가미되어 쓴맛이 한결 가시고 맛도 좋아지게 된다.

나물에 기름을 넣고 무치면 소화도 한결 잘될 뿐만 아니라 영양가도 많아지며, 건강에도 더욱 좋게 된다. 기름이 지용성인 베타카로틴 등 비타민류의 섭취율을 높여주는 역할도 한다.

옛사람들은 야채류를 먹을 때에도 흔히 야채류에 참기름을 한두 방울 떨어뜨린 후 먹곤 했는데, 이것은 야채류의 맛을 좋게 하기 위한 것이라기보다는 야채류에 혹시 있을지도 모를 기생충이나 독성을 제거하기 위한 것이었다. 옛 의서인 『경험방(經驗方)』에도 "채소 독에는 참기름이 좋다. 채소를 먹을 때 참기름을 함께 먹으면 해독된다."라고 했다. 복어를 잘못 먹고 중독되었을 때나 벌에 쏘였을 때 등에도 참기름을 해독제로 썼다. 열독이나 식독, 변비 등에 약으로 쓰이기도 했다.

옛날에는 아이를 낳으려는 여인에게 참기름을 미리 먹도록 하는 풍습도 있었다. 이렇게 하면 참기름처럼 부드럽고 매끈하게 아이를 잘 낳을 수 있을 거라는 속설 때문이었다.

어쨌든 참깨를 잘 볶은 후 압착해 짜낸 기름으로 특유의 고소한 향미를 갖고 있는 참기름은 우리의 식생활을 보다 윤택하게 해주는 식품으로서 특히 나물과는 궁합이 아주 잘 맞는 식품이라 하겠다. 더욱이 참기름은 불포화지방산이 80퍼센트를 이루고 있으며 천연 항산화제인 세사몰, 세사몰린 등을 함유하고 있는 건강식품이다.

특히 참기름에 함유되어 있는 리놀레산, 리놀레인산 등 불포화지방산은 건강과 피부 미용에 뛰어난 효과를 나타내며, 혈중 콜레스테롤을 저하시키는 역할도 한다. 혈관에 탄력을 주어 혈관이 경직되는 것을 막아 주고, 동맥경화의 예방에도 도움이 된다.

체질적으로 볼 때 참기름이나 들기름은 어떤 체질이건 다 좋기는 하지만, 특히 성인병 예방과 변비 퇴치 등에 도움이 되는 식품이므로 성인병과 변비에 약하며 대장 기능 또한 좋지 않은 체질인 태음인에게 더욱 적합하며, 소화 기능이 약하고 입맛을 잃기 쉬운 체질인 소음인에게도 아주 좋은 식품이 된다.

우리나라에서는 예로부터 절편이나 송편, 바람떡 혹은 수리취 개피떡 등과 같은 떡을 만들 때 참기름을 바르는데, 이렇게 하면 떡이 서로 붙지 않고 윤기도 있어 더욱 먹음직스러울 뿐만 아니라 참기름의 그 고소한 향내까지도 더해져 떡이 더욱 맛있어진다. 먹는 감촉도 부드러워 좋다. 약밥을 만들 때에도 참기름이 빠지지 않고 꼭 쓰인다.

옛날에 많이 먹던 들기름 또한 우리나라 사람들에게 상대적으로 부족한 오메가-3 지방산을 약 60퍼센트 정도 함유하고 있는 좋은 식품이다. 그러나 들기름은 쉽게 산패함으로써 저장성이 떨어져 오래 보관하기 어렵다는 단점을 갖고 있다. 그런 만큼 들기름은 가급적 색이 짙은 병에 담아 냉장 보관하는 것이 좋으며, 참기름과 반반씩 섞어서 사용하는 것이 바람직하다.

■ 몸 안의 나쁜 독소들을 배출하는 솔잎과 솔잎차

솔잎은 예로부터 '신선들이 먹는 음식'으로 알려져 왔다. 또한 옛날부터 도(道)를 닦는 사람들이나 승려 중에는 솔잎을 상식(常食)하는 사람들이 많았다.

이들은 솔잎을 잘 말린 다음 곱게 빻아서 쌀가루나 콩가루와 함께 꿀로 버무려서 새알심만 하게 빚은 것을 식사 대용으로 먹곤 했는데, 이것을 하루에 몇 알씩만 먹어도 시장기를 느끼지 않는다고 한다.

솔잎에는 여러 가지 효능이 있지만, 특히 머리를 맑고 명석하게 해줄 뿐만 아니라 심신(心身)을 강화하고 혈액순환을 원활하게 해주는 효능이 있는 것으로 유명하다. 이와 함께 몸 안의 나쁜 독소들을 배출하는 작용을 하고, 오장을 보하며, 고혈압이나 심장 질환 및 동맥경화의 예방 등 각종 질병의 예방과 퇴치에도 좋은 것으로 여겨 왔다. 솔잎에는 혈당을 낮춰주는 성분인 글리코키닌도 포함되어 있어 당뇨병에도 도움을 준다.

따라서 체질적으로 고혈압과 심장 질환, 동맥경화, 당뇨병 등에 약한 경향이 있는 태음인에게 솔잎이나 솔잎차는 더욱 좋은 식품이다.

예로부터 바닷가에서 자라는 소나무를 해송(海松) 혹은 흑송(黑松)이라 하여 그 약효가 더 뛰어난 것으로 보았다. '소나무 숲에 가면 머리가 맑아진다'느니 '송림(松林)에 사는 초부(나무꾼)가 장수한다'는 옛말도 전해온다. 사실 소나무 숲에 가면 머리가 맑아지고 기분이 상쾌해지는 것을 금방 느낄 수 있는데, 이것은 이미 밝혀진 바와 같이 소나무에서 피톤치드라는 물질이 많이 배출되기 때문이다.

이런 점에서 체질적으로 신경이 예민할 뿐만 아니라 신경쇠약이나 두통 등에 약한 체질인 소음인은 소나무 숲에 더 많이 갈 필요가 있다.

『동의보감』에는 "솔잎이 습기로 인해 뼈마디가 저리고 아픈 질환[풍습창]을 다스리고, 오장육부(五臟六腑)를 편하게 하고, 곡식 대용으로 쓰인다. 솔잎을 오랫동안 생식하면 늙지 않고, 원기가 왕성해지며, 머리가 검어지고, 추위와 배고픔을 모른다."라고 기록되어 있다. 솔잎에는 또한 비타민 A와 C, K를 비롯해서 엽록소와 칼슘, 철분 등 다양한 영양 성분이 들어있으며, 우리 인체 내에서 합성이 불가능한 8종류의 필수아미노산을 모두 포함하고 있는 우수한 식품이기도 하다.

솔잎은 예로부터 음식의 재료와 약재로도 많이 쓰였다. 특히 우리나라에서는 예로부터 추석 때가 되면 솔잎을 넣고 송편을 쪄서 먹는 풍습이 있는데, 솔잎의 은은한 향이 넘치는 이 송편의 맛은 일품이다.

우리의 선인들이 즐겨 마시던 솔잎차는 '솔바람 차'라고도 하며, 어디선가 향기로운 솔 향이 바람을 타고 오는 것 같은 솔잎차를 마시면 몸과 마음이 금세 상쾌해진다. 고즈넉한 산사(山寺)에서 가을 햇살과 가을바람을 맞으며 마시는 한잔의 솔잎차는 더욱 운치가 있다.

솔잎으로 만든 송엽주(松葉酒)는 솔향기 그윽한 그 맛도 일품이지만, 건강주로도 유명하다. 특히 송엽주는 팔다리나 뼈마디가 쑤시고 아픈 증세에 좋을 뿐만 아니라 혈액순환 촉진 및 혈관 벽을 강화하는 데에도 좋은 것으로 알려져 있다.

옛날에는 옻나무의 옻이 올랐을 때나 습진 및 피부의 가려움증 등에 생 솔잎을 끓여서 환부를 자주 세척하곤 했는데, 실제로 솔잎에는 뛰어난 살균 작용이 있다.

예로부터 신경통이나 류머티즘, 혈액순환 장애, 냉증 등에는 솔잎을 잘게 썰어 무명 자루에 넣고, 이것을 다시 목욕물 속에 넣은 다음 그 속에 들어가 목욕하는 방법이 널리 쓰였으며, 지금도 이 방법은 자주 쓰인다.

이 방법은 특히 체질적으로 혈액순환 장애와 냉증이 많은 소음인 여성에게 권하고 싶다. 솔잎에는 비타민 C와 철분도 풍부해 빈혈에도 좋으므로 체질적으로 빈혈이 생기기 쉬운 소음인 여성은 솔잎으로 만든 음식들을 더욱 자주 먹기를 권한다.

더욱이 솔잎은 어떤 체질에나 다 좋은 식품이므로 태양인이나 소양인이 먹어도 여러모로 이롭다. 그러나 솔잎을 식용이나 약용 등으로 이용할 때에는 반드시 오염이 안 된 솔잎을 쓰는 것이 중요하다. 따라서 청정한 숲속에서 채취한 좋은 솔잎을 써야 한다.

제 2 부

내가 먹는 음식이
나를 만든다

■ **마늘만 있으면,**
   정력 좋다는 옆집 남자의 비결 따위는 필요 없다

언젠가 TV에 100세를 눈앞에 두었지만 청년처럼 아주 정정한 노인이 나온 적이 있다. 이때 사회자가 이 노인에게 건강 비결에 대해 묻자 노인은 망설임 없이 이렇게 대답했다.

"난 매일 밥 먹을 때마다 생마늘 한 통씩 먹어."

매일 식사 때마다 먹는 생마늘 한 통이 곧 자신의 건강 비결이라는 것이었다.

사실 마늘은 예로부터 건강, 장수 식품으로 유명하다. 마늘이 많이 나는 지역, 그래서 자연적으로 마늘을 많이 먹게 되는 지역에 사는 사람 중에 건강, 장수하는 사람들이 많다는 것을 실증적으로 소개한 TV 프로그램도 있었다.

2002년 미국의 타임(Time)지가 선정한 세계 10대 건강식품 중 하나가 바로 마늘이었다. 미국의 국립암연구소(NCI)에서는 마늘을 '최고의 항암 식품'으로 꼽기도 했다. 또 '하루에 마늘 반쪽씩만 먹으면 암의 절반을 예방할 수 있다'는 말도 있다.

이렇듯 마늘은 각종 영양소가 풍부할 뿐만 아니라 뛰어난 항암 및 항균 작용을 하며, 면역력 증진과 자양 강장에도 탁월한 효능이 있다. 특히 마늘은 강력한 살균 작용과 함께 뛰어난 항균 능력도 지니고 있어 감기나 식중독, 피부병 등 각종 세균성 질병에도 효과적인 식품이다. 고기를 마늘로 양념해서 재워두면, 마늘의 살균 작용으로 인해 세균 번식을 줄일 수 있고, 보관 기간 또한 늘릴 수 있다.

우리나라에서 언제부터 마늘을 먹게 되었는지는 정확히 알 수 없으나 단군신화에 이미 마늘이 등장하는 것을 보면, 그 역사가 아주 오래된 것만은 분명하다. 특히 우리나라에서는 예로부터 거의 모든 음식에 마늘을 빠뜨리지 않고 양념으로 써왔다. 김치를 비롯해서 국이나 찌개, 탕류, 조림, 각종 구이나 음식 볶음 등에 마늘이 천연 조미료로 널리 쓰여왔던 거다. 비단 우리나라뿐만이 아니라 마늘은 오래 전부터 전 세계적으로 가장 인기 있고 가장 많이 사용하는 향신료로 쓰여왔다.

마늘장아찌를 비롯해서 마늘 식초, 마늘 청, 마늘 고추장, 구운 마늘, 마늘주나 마늘 막걸리, 마늘 보쌈, 마늘 치킨, 마늘 찜닭, 마늘 장조림, 마늘빵, 마늘 스파게티, 마늘 소시지, 안심 마늘 소스구이, 마늘 삼겹살 등 마늘이 들어가는 음식은 이루 다 헤아릴 수 없을 정도로 많다. 어떤 음식이든 마늘이 들어가면 맛도 더욱 좋아지고, 고기의 잡내나 생선의 비린내 같은 것들도 제거되며, 여러모로 건강에 이롭기 때문이다.

마늘은 동맥경화를 비롯해서 심장병, 뇌졸중 등 혈관계 질환의 예방에도 효과가 있다. 마늘에 들어있는 알리신 성분이 콜레스테롤과 중성 지방의 수치를 낮춰주고, 혈소판 응집을 억제하는 작용이 있어 혈액이 서로 엉겨 붙거나 혈관 내벽에 들러붙는 것을 억제한다. 알리신은 혈관을 확장해 혈액순환을 원활하게 하고 혈압을 낮추는 작용도 한다.

언젠가 이탈리아에서, 심장병의 일종인 협심증 환자가 유난히 적은 마을이 있어, 이곳 주민들을 대상으로 역학 조사를 해본 적이 있다. 그랬더니 이 마을 주민들은 어렸을 때부터 매일 마늘 한 쪽씩을 먹는 습관이 있는 것으로 밝혀졌다고 한다.

우리나라에서도 전남의 고흥을 비롯해서 경남의 남해와 의령, 경북의 의성 등 마늘 주산지에 사는 주민들의 심장병 발생률이 가장 낮은 반면 장수 비율은 높은 것으로 조사된 바 있다.

마늘은 소화 기능을 촉진하고, 혈액을 보다 맑고 깨끗하게 해주는 작용까지 한다. 아울러 심장과 근육에 활력을 불어넣어 주고, 스태미나를 강화해주는 역할도 한다. 이와 함께 마늘에는 피로 회복과 신진대사를 촉진하는 스코르디닌이라는 성분도 들어있어, 혈액순환이 잘 되도록 도와준다.

고대 이집트에서 피라미드를 건설할 때 동원된 노예들에게 마늘을 먹인 것도, 그들이 예뻐서가 아니라 그들의 스태미나를 강화하고 체력을 강하게 증진시켜 보다 일을 잘하도록 하기 위해서였다.

마늘은 특히 예로부터 정력 식품으로 아주 유명하다. 마늘을 가리켜 '자연 정력제'라고도 부른다. 마늘이 정력에 좋다는 말이 널리 퍼지면서 스태미나 증진과 정력 강화, 성욕 증진을 위해 마늘을 찾는 남성들도 적지 않다.

마늘 속에 들어있는 스코르디닌이라는 성분은 혈액순환을 좋게 하고 신진대사를 촉진할 뿐만 아니라 음경의 해면체를 충만하게 하는 힘이 있다. 게다가 마늘 속에 포함된 단백질은 호르몬의 분비를 왕성하게 해 정자와 난자의 발육을 돕고, 정력을 증강해주는 효과도 있다.

남성 중에는 마늘을 많이 먹고 나서 온몸이 후끈후끈해지고 아랫배 쪽이 더워지며 갑자기 성욕이 솟구치는 것을 경험해본 사람들도 있을 거다. 그런데 이것도 마늘이 성욕 증진 작용을 하기 때문이다. 즉, 마늘 속의 유효 성분인 알리신이 몸속을 돌아다니며 발기 중추 신경을 자극하기 때문인 것이다.

예로부터 수도자나 공부에만 열중해야 하는 사람은 마늘을 먹지 말라고 한 것도 바로 이러한 마늘의 작용에서 비롯되었다. 불가(佛家)에서 예로부터 달래·무릇·김장파·실파와 함께 마늘을 오훈채(五葷菜)의 하나로 여기며 수도자들의 금기 식품으로 삼은 이유도 여기에 있다. 도가(道家)에서도 부추·무릇·자총이·평지와 함께 마늘을 오훈채의 하나로 여기며 금기 식품으로 간주한다.

『본초강목』에도 "마늘을 생것으로 먹으면 화를 잘 내게 되며, 몸이 뜨거워진다. 그리고 마늘을 삶아서 먹으면 음심(淫心)이 생긴다."라고 했다. 여기서 화를 잘 내게 된다는 말은 우리가 흔히 생각하는 화나 분노가 아니라 신경이 흥분된다는 것을 의미한다. 다시 말해 신경이 흥분되며 성욕이 발동한다는 뜻이다.

그러므로 정력이 시들한 남편을 둔 아내들은 구태여 정력에 좋다는 값비싼 정력 식품이나 남성 발기 부전에 좋다는 약 같은 것을 구하려고 애쓸 필요가 없다. 가짜도 많으니까. 자칫 돈 잃고 건강마저 잃기 십상이다.

또 정력 좋다는 옆집 남자의 정력 비결을 알아내려고 옆집 여자의 비위를 맞추어 가며 수고할 필요도 없다. 왜냐하면 시들한 남편에게 마늘만 자주 먹여도 부작용 없이 그 효과를 금방 알 수 있기 때문이다.

그러나 마늘은 그 냄새가 강해 싫어하는 사람들도 있다. 특히 서양 사람 중에는 종종 한국인에게서 마늘 냄새가 난다고 하여 싫어하는 사람들도 있다.

이것은 마늘을 사용하는 방법의 차이에서 비롯된다. 즉, 서양에서는 마늘을 주로 가루로 만들어 향신료로 많이 사용하고, 요리할 때 마늘을 쓰더라도 기름에 볶거나 물에 삶아서 될 수 있는 한 마늘 향을 적게 사용한다. 반면 우리나라에서는 마늘을 갈거나 다져서 고춧가루, 파, 소금, 간장, 후추 등과 같은 다른 재료들과 섞거나 발효시켜 양념으로 쓰는 경우가 많아 보다 자극적이고 냄새가 많이 날 수밖에 없는 것이다.

마늘에서 자극적이고도 강한 냄새가 나는 것은, 마늘 속에 있는 알리신이라는 성분 때문이다. 우리 조상들은 마늘을 가리켜 '일해백리(一害百利)'라고도 불렀는데, 이 말은 마늘에서 냄새 한 가지만 제외하면 모든 면이 다 이롭다는 뜻이다.

마늘 냄새가 나는 게 걱정이라면, 마늘을 먹은 후 우유를 마시면 좋다. 우유 속에 함유되어 있는 아미노산이 마늘 냄새 성분인 아닐린과 결합해 입에서 나는 냄새를 없애준다. 마늘을 먹고 난 후에 사과 두세 쪽을 먹는 것도 좋은데, 그 이유는 사과의 폴리페놀과 효소가 입 안에 남은 마늘의 향을 효과적으로 제거해주기 때문이다.

마늘을 먹고 난 후 녹차나 진한 블랙커피를 마시는 것도 좋다. 마늘로 요리할 때 파슬리를 함께 곁들이면 파슬리의 진한 향과 엽록소가 마늘 냄새를 없애준다.

마늘은 체질적으로 고혈압과 심장 질환 등 각종 성인병에 약하고 비만이 되기 쉬운 태음인에게 여러모로 좋은 식품이다. 또한 체질적으로 정력이 약한 사람이 많은 소양인에게 마늘은 이를 보강해주는 데에 아주 좋은 식품이다.

마늘은 열성이 강한 식품으로, 많이 먹게 되면 몸에 열을 더욱 많이 발생한다. 따라서 체질적으로 몸에 열이 많은 소양인은 마늘을 한꺼번에 많이 섭취하는 것은 피해야 한다. 반면, 체질적으로 몸이 냉하고 추위를 많이 타는 소음인, 특히 몸이 차가워지면 더욱 좋지 않은 소음인 여성들은 마늘을 자주 섭취하는 것이 좋다.

그러나 생마늘은 자극이 강해 많이 먹으면 위가 쓰리고 위장을 상하게 할 염려도 있다. 그런 만큼 체질적으로 비위의 기능이 약한데다가 각종 위장 질환에도 약한 소음인은 생마늘을 더욱 피해야 하며, 가급적 삶거나 구운 형태의 마늘을 먹는 것이 좋다. 마늘은 삶거나 구워도 영양가의 변화는 거의 없을 뿐만 아니라 마늘 특유의 매운맛이 사라져 먹기에 훨씬 좋고 소화 및 흡수율도 높아진다.

동네에 마늘 트럭이 오면 하던 일 다 제쳐놓고, 신발을 거꾸로 신고서라도 달려 나가자.

■ 요즘 뜨는 블랙 푸드, '과일 중의 황제'라는 오디

무더위가 시작되는 6월이면 뽕나무에 오디가 알알이 영근다. 검붉은 색으로 잘 익은 오디는 어쩌나 탐스럽고 탱글탱글한지 손을 살짝 대기만 해도 톡톡 떨어진다.

언젠가 전북 부안의 어느 시골에서 이렇게 잘 익은 오디를 직접 따서 먹어본 적이 있는데, 입 안에 넣자마자 달콤한 맛이 입 안에 가득 감돌며 구태여 씹을 필요도 없이 오디가 살살 녹아버렸다. 그러나 너무 잘 익은 오디는 금방 물러져서 손만 대도 쉽게 떨어지고, 정신없이 따서 먹다 보면 입가와 손에 온통 검붉은 오디 물이 들며 끈적끈적해지기도 한다.

오디는 뽕나무의 열매를 말하는데, 예로부터 자양 강장에 좋은 식품으로 유명하다. 혈액순환과 신진대사 촉진, 스태미나 강화와 활력 증진, 피로 회복, 숙취와 갈증 해소 및 알코올 분해, 노화 방지, 피부 미용, 기관지 질환, 고혈압, 당뇨병 등에도 좋은 식품으로 알려져 있다. 오장을 튼튼하게 해주고, 귀와 눈을 밝게 해주며, 백발을 검게 해주는 효능도 있다. 특히 오디는 검은색을 띠고 있는 식품으로서 신장과 방광, 그리고 정력 증진 및 스태미나 강화에 더욱 좋은 것으로 유명하다.

『동의보감』에는 "오디는 달고, 그 성질이 차며 독이 없다. 오장과 관절을 이롭게 하고 혈기를 통하게 하며, 백발을 검게 한다. 소갈(당뇨)을 덜어 주고, 오래 먹으면 배고픔을 모르게 한다. 부종을 억제하며 숙취를 제거하고 탈모를 예방한다. 귀와 눈을 밝게 하고 간장을 튼튼하게 해 주며 정력을 좋게 한다. 풍을 가라앉히고 영양을 풍부하게 한다."라고 기록되어 있다.

『본초강목』에는 "오디로 술을 빚어 마시면 수기(水氣)에 이롭고 종기를 없애준다. 또 오디를 짓찧어 즙을 내서 먹으면 술독이 풀린다."라고 쓰여 있다. 오디술은 일명 '상심주(桑椹酒)' 혹은 '선인주(仙人酒)'라고도 하는데, 예로부터 남자들에게 더욱 좋다고 하여 기운 빠진 남편에게 아내가 살짝 권하던 술이기도 했다.

최근에는 오디에 풍부하게 함유되어 있는 루틴 성분이 모세혈관을 튼튼하게 해주고 고혈압에도 좋은 역할을 한다는 것과 함께 오디에 노화를 억제하는 효능이 있으며, 당뇨병에도 좋은 식품이라는 사실이 과학적으로 입증되었다. 특히 오디 속에 있는 당분은 설탕이 아닌 과당과 포도당이기 때문에 당뇨 환자들까지도 안심하고 먹을 수 있다.

이러한 오디의 효능이 알려지면서 오디는 요즘 '블랙 푸드'로 불리며 많은 주목을 받고 있다. 오디를 가리켜 '과일 중의 황제'라고도 부른다.

우리나라의 중부 지방에서는 옛날부터 누에를 치기 위해 누에의 먹잇감인 뽕나무를 밭둑이나 산골짜기에 많이 심었는데, 오디는 특히 전북 부안과 정읍 등지에서 많이 난다.

그런데 오디는 한꺼번에 많이 먹으면 자칫 설사할 염려가 있다. 따라서 설사를 잘하는 사람이나 장의 기능이 약한 사람, 특히 체질적으로 장의 기능이 약한 태음인과 비위의 기능이 약하고 냉한 소음인 등은 오디를 한꺼번에 많이 먹지 않는 것이 바람직하다.

한방에서는 오디가 맛이 달며 성질은 차가운 식품으로 보고 있다.

■ 불면증에 좋은 산조인

프랑스의 불운한 영웅 나폴레옹은 세계를 정복하겠다는 욕망이 컸던 것은 물론 많은 여자들을 정복하겠다는 욕망 또한 컸다. 그래서 그는 조제핀이나 마리 루이즈 같은 왕비를 비롯해서 카롤리느, 포리느, 마리아 바레스카, 마드모아젤 조르주 등 수십 명의 애첩들과 궁정녀, 심지어는 남의 부인이나 미망인, 여배우, 예술인, 여자 곡예사, 창녀 등 수많은 여성들과 애정 행위를 벌이며 넘치는 성욕을 발산했던 것으로 유명하다.

그런 나폴레옹은 "짐의 수면제는 여자이니라."란 말을 했다고 한다. 프랑스 최고의 권력을 장악하고 알렉산더 대왕처럼 세계 정복을 꿈꾸며 오만했던 사나이. 이런 나폴레옹의 눈에는 여자란 한낱 자신의 성적 욕구를 채워주고 잠을 잘 오게 해주는, 애완물이나 수면제 정도로밖에 보이지 않았던 모양이다.

비단 나폴레옹뿐만 아니라 남성 중에는 보다 잠을 잘 자기 위해서 섹스를 한다는 사람들이 있다. 물론 섹스가 잠을 잘 오게 할 수는 있다. 그러나 이것은 섹스로 인한 피로 때문에 잠이 잘 올 수 있는 것이지, 섹스가 불면증을 퇴치해주는 것은 아니다.

또 술로써 잠을 잘 자려 하거나 불면증을 해소하려는 사람들도 있는데, 이 또한 어리석은 짓이다. 물론 알코올은 일시적으로 잠을 잘 오게 하는 역할을 한다. 그러나 술에 취해서 자는 것은, 수면의 질이 좋지 않을 뿐만 아니라 정상 수면을 방해하고 불면증만 악화시킨다. 수면제나 신경안정제를 상습적으로 복용하는 것도 자기 자신의 건강만 해치고 여러 가지 부작용을 초래하기 십상이다.

우리의 선조들은 이렇게 잠이 잘 안 오거나 불면증이 있을 때 한 약재인 산조인(酸棗仁: 산대추씨)을 볶아 보리차 끓이듯 끓여서 자주 마시곤 했다. 볶은 산조인 20여 개와 파뿌리 서너 개를 함께 넣고 끓여서 자기 전에 마시기도 했다.

이런 방법들은 습관성이나 중독성이 없고 잠을 잘 오게 하는 효과가 있으므로 근심이나 생각이 많아 잠이 잘 오지 않는 사람이나 신경이 예민한 불면증 환자 등은 한번 해보시길 권한다.

■ 절대 잊어버려선 안 될 건망증에 좋은 식품들

어느 할머니가 초등학교 동창회에 다녀와서는 남편에게 자랑하듯이 말했다.

"오늘 동창회에서 다 함께 교가 합창을 하는데, 아 글쎄 교가 1절을 처음부터 끝까지 똑 부러지게 다 부른 사람은 나밖에 없지 뭐예요. 늙으니까 모두 건망증이 생긴 건지, 원."

이 말에 남편은 몹시 흐뭇해하는 표정으로 말을 받았다.

"그거 아주 잘했구려. 역시 내 마누라가 최고야. 이왕 말이 나왔으니까 당신네 학교 교가, 나도 한번 듣고 싶구려. 한번 불러봐요."

그러자 할머니는 기다렸다는 듯이 머뭇거리지도 않고 신이 나서 노래를 불렀다.

"동해물과 백두산이 마르고 닳도록 ……"

그런데 아내가 씩씩하게 1절을 다 부르고 나자 남편이 고개를 갸우뚱거리며 이렇게 말하는 거다.

"거참, 이상하네. 어쩜 우리 학교 교가하고 똑같을까 ……."

나이가 들면 누구나 기억력이 떨어지기 마련이다. 그러나 이쯤 되면 걱정이 아닐 수 없다.

언젠가, 오래 전에 미국으로 이민 가서 워싱턴에서 살고 있는 옛 친구가 서울에 왔다. 그래서 시내에서 그를 만나서 함께 식사를 한 적이 있다. 그런데 이 친구가 식사를 하다가 갑자기 호주머니를 뒤적거리더니, 오다가 지하철 안에서 휴대폰을 잃어버린 것 같다고 하는 것이다.

한국에 사는 어머니의 집에서 어머니의 휴대폰을 빌려 분명히 호주머니에 넣고 나왔는데 없어졌다는 거다. 그래서 내 휴대폰으로 전화를 해보니까, 에구 그 친구의 어머니가 받는 것이었다.

옛날에는 참 머리가 좋고 기억력도 좋은 친구였는데, 어쩌다 벌써 이렇게 된 건지. 보통 4년에 한 번씩 고국을 방문한다는 이 친구. 문득 4년 후에 다시 오면 어떤 모습일까 하는 생각이 들면서 좀 걱정스럽다는 생각이 들었다. 하긴 나 역시 그런 일이 없으리라고 장담할 수는 없겠지만 말이다.

비단 노인뿐만이 아니라 요즘에는 중년기의 사람 중에도 건망증을 호소하는 사람들이 적지 않다. 심지어 젊은이 중에도 건망증이나 기억력 감퇴를 호소하는 사람들이 갈수록 늘어나는 추세다. 특히 여자들은 결혼 후 아이를 낳고 나면 기억력이 감퇴하는 수가 많고, 건망증이 생기기도 한다. 유산이나 제왕절개 수술 등 때문에 마취 시술을 해본 적이 있는 여성은 더욱 그렇다. 휴대폰으로 통화하다가 싱크대 위의 고기를 냉동실에 넣는다는 게 휴대폰을 넣기도 하고, 아이를 데리고 지하철을 탔다가 혼자서만 내리기도 한다. '아이를 등에 업은 채 아이 찾으러 다닌다'는 옛말도 그래서 나온 모양이다.

이런 웃지 못할 이야기도 있다.

"잊지 말아야지. 잊으면 안 돼. 또 잃어버릴 수는 없어."

지하철에서 어떤 중년 부인이 우산 하나를 양손으로 꼭 붙잡고 눈을 감은 채 이렇게 중얼거리고 있었다. 뭘 잊어서는 안 된다는 것일까. 첫사랑의 그 달콤하고도 짜릿한 전율도 아닐 테고, 뭘 저리 잊지 않겠다는 건가.

주위에 있던 사람들이 좀 의아스러워하는 눈길로 그녀를 흘끔흘끔 바라봤지만, 그녀는 전혀 개의치 않고 우산만 꼭 붙든 채 마치 기도라도 하듯 이렇게 계속 중얼거리는 거였다. 그리고 마침내 그녀는 어느 역에서 내렸는데, 그녀는 내리자마자 양손으로 우산을 번쩍 치켜 올리며 감격스러운 듯 소리쳤다.

"드디어 해냈어! 오늘은 잊지 않고 우산을 갖고 내렸다고."

지난 장마철 내내 우산만 갖고 나오면 지하철이든 버스든 잊고 내리기 일쑤였던 그녀가 마침내 간절한 기도 덕분인지 이번에는 잊지 않고 우산을 갖고 내렸던 거다.

그런데 이런 감격과 기쁨도 잠시. 다음 순간, 그녀는 가슴속에서 와르르 억장이 무너져 내리는 소리를 들었다. 이를 어째! 오늘이 바로 얼마 전에 새로 구입한 아파트의 잔금을 치루는 날인데, 오로지 우산에만 신경 쓰다 보니 돈다발이 든 핸드백을 놓고 내린 것이다.

물론 우스갯소리겠지만, 어째 남의 일 같지 않으신 분들도 분명 있으실 거다. 혹 지금 내 기억력이 좀 걱정된다면 예로부터 기억력 감퇴의 예방은 물론 기억력 향상에도 도움이 된다는, 콩과 두부를 비롯해서 청국장, 검정깨, 호두, 잣, 포도씨, 마늘, 양파, 부추, 노루궁뎅이 버섯, 표고버섯, 간, 굴, 파래, 김, 미역, 치즈, 우유, 사과, 고등어, 정어리, 꽁치, 전갱이, 참치, 연어, 연자육, 오미자, 복분자, 두충, 가시오가피, 유근피(느릅나무 뿌리의 껍질), 용안육, 산조인(산대추씨), 원지, 백복신, 맥문동, 울금, 동충하초, 인삼, 홍삼액, 천마, 마(산약), 둥굴레차, 감잎차, 생강차, 녹차, 와인 등을 자주 섭취하기 바란다.

옛날엔 창포로 머리를 자주 감고 창포 뿌리나 줄기를 달인 물을 자주 마시면 건망증과 기억력 감퇴에 좋다고 했는데, 건망증이 있거나 기억력이 나빠져 고민인 분들은 이 방법도 한번 써보시길 바란다.

독서와 글쓰기, 걷기 운동을 자주 하고 잠도 푹 잘 자는 것도 기억력 감퇴와 건망증 예방 및 퇴치에 도움이 된다. 항상 메모지를 준비해두고 금방 한 약속이나 전화번호 같은 것들은 곧바로 메모하는 것도 필요하다. 기억력이 감퇴되고 건망증이 심해지면 치매가 생기기 쉽다는데, 그렇게 살 수는 없지 않은가.

■ 노인과 청소년에게 더욱 좋은 아몬드

어느 젊은 버스 기사가 손님 몇 명을 태우고 한적한 시골길을 가는데, 운전석 바로 뒤에 앉아있던 할머니가 기사의 어깨를 툭툭 치더니 손 안에 꽉 움켜쥐고 있던 것을 내주는 것이었다.

"이게 뭡니까?"

기사가 의아해하며 묻자 할머니가 말했다.

"보면 몰라? 아몬드야. 심심할 텐데 먹으면서 운전해."

기사는 고맙다고 하고는 할머니가 준 아몬드를 맛있게 먹었다. 그런데 얼마쯤 가니까 할머니가 기사에게 또다시 아몬드 한 움큼을 건네주는 것이었다. 기사는 아몬드를 건네받아 입 안에 털어 넣고 우물우물 씹으며 말했다.

"맛있네요. 한데 할머니. 왜 자꾸 아몬드를 주세요? 이젠 그만 주시고 할머니나 드세요."
"우린 이가 약해서 아몬드를 먹을 수가 없어."
"그런데 왜 사셨어요? 딱딱한 아몬드를 ……."

기사의 이 말에 할머니는 이렇게 대꾸했다.

"그래서 난 초콜릿만 빨아 먹고 아몬드는 자네 주는 거야. 아몬드
가 먹고 싶긴 하지만 먹을 수 없는 걸 어쩌겠나?"

요즘 아몬드를 찾는 노인들이 많다고 한다. 아몬드에 비타민 E가
다량 함유되어 있어서 노화 방지에 탁월한 효과가 있고 골다공증, 기
억력 감퇴 및 치매 예방 등에도 좋다는 것이 알려진 덕분이다. 다른
견과류에 비해 칼로리가 낮고 피부 미용에도 좋다고 하여 비단 노인
뿐만이 아니라 다이어트와 피부 미용에 신경 쓰는 여성들도 자주 찾
는 간식거리이기도 하다. 섬유질이 풍부해 여성들에게 흔한 변비에
도 좋은 식품이다.

다이어트를 하는 사람 중에 단백질 보충을 위해 닭 가슴살을 먹
는 사람들이 많은데, 구태여 요리하기 번거로운 닭 가슴살보다 단백
질의 함유량이 더 많은 아몬드를 섭취하는 것도 좋다. 또한 아몬드
가 성장기 어린이의 두뇌 발달에 좋고 기억력과 집중력 향상에도 좋
은 것으로 알려지면서 공부하는 학생, 특히 수험생 자녀를 둔 엄마
들도 많이 찾는 식품이다.

게다가 아몬드에는 불포화지방산인 올레인산이 풍부하며 콜레스
테롤을 감소시켜주는 효과도 있고, 심장 질환과 뇌졸중의 발병 위험
또한 낮춰주는 역할도 하는 것으로 밝혀졌다. 씹으면 씹을수록 고소
한 맛이 나는 것도 좋다.

그러나 아몬드는 열량이 높아 한꺼번에 많이 먹는 것은 좋지 않다. 하루 아몬드 권장량은 약 20~30알 정도가 적당하다.

중국에서는 아몬드를 딱딱한 껍질째 볶아서 파는데, 이렇게 껍질째 먹으면 아몬드 껍질에 많이 들어있는 카테킨이나 나린게린이라는 항산화 물질이 노화 방지와 피부 미용, 치매 예방 등에 더 좋은 효능을 나타내며, 뼈를 튼튼하게 하는 데에도 효과적이다.

다만 아몬드는 딱딱하기 때문에 노인이나 이가 약한 사람들은 먹기 힘든 것이 단점인데, 이런 사람들을 위해 아몬드를 갈아서 만든 식품들이 나온다면 좋을 것 같다. 새로운 아이디어 사업을 구상 중인 사람은 아몬드를 갈아 만든, 아몬드 음료나 아몬드 죽 같은 것들을 한번 개발해보는 것도 괜찮을 듯싶다.

■ 머리 좋은 자녀를 원하거든 해조류를 많이 먹여라

언젠가 중국의 어느 내륙 지방에서 미역, 다시마, 김 등과 같은 해조류를 섭취하지 못해서 생긴 '요오드 결핍증'이 심각한 사회문제가 된 적이 있다. 또한 중국의 하남성에 있는 왕자산 마을이란 곳에는 일반인들에 비해 지능 발달이 현저하게 떨어지는, 이른바 '바보'나 '준바보'들이 유난히 많다고 하여 화제가 된 적도 있다.

그래서 관계 당국이 이 마을 사람들을 대상으로 그들이 평소 섭취하는 음식물과 식생활 습관 및 생활 습관 등을 면밀히 조사하여 그 원인을 찾아보았다. 그 결과, 이 마을 사람들은 평소 미역이나 다시마 같은 해조류를 거의 섭취하지 않았으며, 이로 인한 요오드 결핍이 그 원인으로 밝혀졌다고 한다. 다시 말해 해조류를 섭취하지 않은 것으로 인한 요오드 결핍이 이 마을 사람들의 두뇌 발달을 더디게 해 멍청한 '바보'나 '준바보'가 많이 생겨났다는 거다.

　뿐만 아니라 중국을 비롯하여 아시아와 유럽 등지에 있는 고산 지대, 그리고 남북 아메리카의 산악 지대와 아프리카의 내륙 지방 등지에는 갑상선 질환을 앓고 있는 사람들이 특히 많다고 한다. 조사한 바에 의하면 그 원인 또한 이들이 바다와 멀리 떨어진 곳에 살면서 해조류를 섭취하지 않고, 이로 인해 갑상선 호르몬 생성에 필요한 요오드가 부족했기 때문이라는 것이다.

　그만큼 미역이나 다시마, 김 등에 풍부하게 들어있는 요오드는 두뇌 발달에 꼭 필요한 성분이며, 특히 두뇌 발달이 한창 진행 중인 어린이나 청소년 등에게는 더욱 필요한 것이다.

　게다가 이러한 해조류는 갑상선 질환의 예방 및 퇴치에도 꼭 필요한 식품이다. 각종 매연이나 오염 물질, 담배의 니코틴, 몸 안의 독소 제거에도 좋고 변비나 골다공증, 스트레스, 피부 미용, 고혈압이나 비만을 비롯한 각종 성인병의 예방 및 퇴치에도 아주 좋으며 신진대사 촉진 작용 등도 한다.

　그런데 이런 해조류를 자주 먹던 우리나라에서 요즘 해조류를 잘 먹지 않는 사람들이 많아졌다. 특히 미역이나 다시마 같은 것들은 물컹물컹하고 씹기도 귀찮고 맛도 없다며 기피하는 어린이나 청소년, 젊은이들이 적지 않다. 그래서 그런지 과거 갑상선 질환 환자가 적었던 우리나라에서 최근 갑상선 질환 환자가 부쩍 늘고 있다고 하는데, 이는 실로 안타까운 일이 아닐 수 없다.

■ 내 아이의 키가 크기를 원한다면
'키 크는 약재' 오가피를 먹여라

오가피는 예로부터 '만병을 다스리는 생약'으로 불려 온 약초로서 우리나라에서는 흔히 '나무 인삼'이라고도 불려 왔다. 오가피의 잎 모양이 인삼과 흡사할 뿐만 아니라 그 약효 또한 인삼에 못지않다고 여겼기 때문이다.

『동의보감』에서는 "오가피를 꾸준히 먹으면 몸이 가벼워지고 늙지 않는다."라고 했고, 『본초강목』에서는 "한 줌의 오가피는 마차를 가득 채운 금옥보다 낫다."라며 그 효능을 극찬했다.

근래에는 오가피의 효능이 과학적으로 입증되면서 더욱 각광받고 있다. 특히 오가피의 성분과 약리 작용을 분석한 결과 간 기능 보존과 해독 작용, 면역 기능 향상, 항암 및 항염증 작용이 아주 뛰어난 것으로 밝혀졌다.

당뇨와 관절염, 신경통, 고혈압, 손발 저림, 피로(특히 신경 피로), 신경 쇠약, 기억력 활성화, 신경 안정, 노화 방지 및 피부 미용, 정력 보강, 다이어트 및 비만 퇴치 등에도 좋은 약재로 입증되었다.

더욱이 오가피의 한 종류인 가시오가피는 이러한 효능들과 함께 어린이나 청소년의 성장 발육 촉진에 더욱 좋은 것으로 밝혀졌다. 허약 체질인 어린이나 청소년들에게도 좋다. 가시오가피와 구기자를 함께 넣고 달여서 복용하면 신진대사가 촉진되며 성장 발육 촉진에 더욱 좋다는 연구 결과가 TV 뉴스와 신문 등에 보도된 적도 있다. 그래서 가시오가피를 가리켜 '키 크는 약재'라고도 부른다.

자녀의 키가 작거나 성장 발육이 더딘 것 같다며 걱정하는 부모를 많이 보게 되는데, 이런 분들은 자녀에게 가시오가피와 구기자를 함께 넣고 달인 물을 차처럼 자주 마시도록 권해보시길 바란다.

필자의 막내(아들) 또한 중학교 2학년 때까지 키가 작은 편에 속했다. 학교에서 늘 10번 이하의 앞 번호였다. 이때 걱정이 되어 내가 아는 지식을 시험해보는 셈치고 가시오가피와 구기자 달인 물과 함께 볶은 콩, 볶은 율무, 볶은 현미, 볶은 찹쌀, 볶은 차조, 볶은 검정깨, 볶은 들깨, 산약(말린 마), 해바라기씨, 당근 가루, 신선초 가루 등을 넣어 만든 선식(仙食)을 자주 먹도록 했다.

그래서 그런지 아니면 뒤늦게 크는 체질인지 군대에 다녀와 지금 대학 연극영화과에 복학해 다니며 영화와 연극 등에도 출연하고 모델로도 활동하는 이 아들은 1미터 71센티미터인 나보다 무려 20센티미터 가까이 키가 큰 1미터 90센티미터다. 몸매도 호리호리하다.

러시아의 한 약리학자는 자신의 연구 결과를 토대로 가시오가피의 약리 성분이 인삼을 능가한다고 발표한 적도 있다. 가시오가피는 특히 우리나라의 것이 좋은데 노벨상을 수상한 독일의 뮌헨 대학 바그너 박사는 한국산 가시오가피의 효능이 중국산보다 6배, 그리고 러시아산보다는 4배나 더 우수하다고 말했을 정도다.

운동선수들에게 오가피를 꾸준히 먹도록 했더니 피로가 빨리 풀리고 신진대사가 촉진되며 근육이 강화되었을 뿐만 아니라 지구력과 조정력이 좋아지며 기록도 향상되었다는 연구 결과가 나온 적도 있다.

러시아와 독일, 일본 등지에서는 오가피로 만든 건강 음료의 인기가 높다고 한다.

오가피는 집에서 끓여 먹어도 되는데, 오가피 8~15그램 정도를 적당량의 물에 넣고 끓인 후 차처럼 수시로 마시면 된다. 맛은 좀 쌉쌀하다. 오가피나 가시오가피는 약재상에 가면 쉽게 구할 수 있으며, 가격도 비싸지 않다.

■ '영계'가 좋은가 '노계'가 좋은가

예로부터 우리나라에서는 '복날[伏日]'을 비롯해서 여름철이 되면,

보양식으로 으레 삼계탕(蔘鷄湯)이나 닭백숙, 닭죽, 닭찜 같은 음식들을 많이 만들어 먹었다. 요즘도 '복날'이 되면, 삼계탕을 잘 한다는 음식점에는 많은 사람이 몰려들곤 한다.

그 이유는, 무더운 여름철에 더위로 인해 몸이 축 처지고 기력이나 정력이 떨어졌을 때, 또는 입맛을 잃었거나 땀을 많이 흘려 몸이 허해지고 피로감을 많이 느낄 때 어린 닭의 내장을 빼내고 그 속에 대추, 생밤, 마늘, 파, 양파, 생강, 들깨가루, 쌀 또는 찹쌀 등을 넣고 수삼을 비롯하여 황기, 오가피, 뽕나무 등과 같은 약재류도 함께 넣어 푹 고아 만든 삼계탕을 먹으면 그 효과가 좋다고 여겨왔기 때문이다.

그런데 이때 쓰이는 닭을 보면 대부분이 이른바 '영계'이거나 중닭이다. 특히 남성들은 '영계'가 기력과 정력 증진에 더욱 좋은 것으로 여겨 이를 선호하는 경향이 있다.

심지어 '영계'의 '영'을 영어의 'Young'으로 생각하는 사람마저 있다. 그러나 여기서 말하는 '영계'란 '연계(軟鷄)'를 잘못 표기한 것이다. 옛날에는 병아리보다 조금 더 큰 닭을 '연한 닭' 혹은 '어리고 무른 닭'이라고 해서 '연계'라고 했는데, 이 말이 근래에 와서 '영계'로 바뀌었던 거다. 다시 말해 '영계'란 원래 없었던 말이며, 연계는 예전에 흔히 말하던 '약병아리(藥鷄)'를 뜻하는 것이다.

옛날에는 그 고기 맛에서는 연계나 씨암탉이 낫지만, 정력과 기력 증진에는 오히려 노계(老鷄), 그것도 늙은 수탉이 훨씬 더 좋은 것으로 보았다. 그 이유는, 영계나 씨암탉은 한창 신진대사가 왕성할 때라서 섭취한 호르몬을 금세 써버리는 데 비해 늙은 수탉은 섭취한 호르몬이나 여러 가지 영양 성분을 빨리 소모하지 않고 체내에 그대로 저장하고 있는 것으로 여겼기 때문이다.

그래서 옛날에는 기력과 정력이 떨어져 밤에 힘을 제대로 쓰지 못하는 남편에게 아내가 연계 대신 노계로 만든 삼계탕이나 닭백숙, 닭죽 같은 음식들을 만들어 살짝 내놓곤 했다. 나이가 많아 기력이 떨어진 노인이나 병을 앓고 난 사람, 혹은 병을 앓고 있는 사람 등에게도 노계로 만든 음식을 권했다. 기력과 정력이 부족한 남성들은 굳이 '영계'만 찾지 말고 노계로 만든 닭 요리를 먹는 게 더 좋을 것 같다.

■ 여행 가는 남편에게는 **구기자**를 권하지 마라

중국의 옛 의서나 속담을 보면, 이런 말이 나온다.

"집을 떠나 천리(千里)에 구기자(枸杞子)를 먹지 마라."

이 말은 다시 말해 '여행을 할 때에는 구기자를 먹지 말라'는 뜻인데, 집을 떠나 여행하면서 강정 식품인 구기자를 먹게 되면 정기가 넘쳐 자칫 바람을 피울 염려가 있다는 의미에서 나온 것이다.

일본에서도 '독신자는 구기자를 먹지 말라'는 말이 전해오는데, 이 말도 역시 독신자가 구기자를 먹으면 정기가 왕성해져 자칫 실수할까 봐 이를 경계하고자 나온 것이다.

이런 점에서 본다면, 남편이 여행이나 출장을 가기 전에 구기자로 만든 차나 음식을 권하는 아내는 어리석다고 할 수 있다. 이런 것들은 남편이 여행이나 출장을 가기 전에 권하는 게 아니라 다녀온 후에 요염한 윙크 날리며 내놓는 음식인 것이다.

이처럼 구기자는 예로부터 강장, 강정 식품으로 유명하다. 하수오, 인삼과 함께 구기자를 가리켜 '야생 정력초의 3대 왕자'로 부르기도 한다.

불로장생(不老長生)을 꿈꾸었던 중국의 진시황은 자신의 건강, 장수를 위해 세 가지 처방약을 날마다 복용했는데, 이 세 가지 처방약에 공통으로 들어간 약재가 다름 아닌 구기자였다는 기록도 있다.

또 우리나라의 어느 집안에 건강하게 장수하는 사람들이 유독 많아, 그 이유를 알아보기 위해 조사해본 적이 있다. 그 결과, 그 집 우물가에 커다란 구기자나무가 있고 그 뿌리가 우물 속까지 뻗쳐 있는 것을 발견했다고 한다.

이렇듯 구기자는 예로부터 건강, 장수 식품으로 손꼽혀 왔으며, 사실 구기자는 여러모로 건강에 좋은 식품임이 분명하다. 특히 한방에서는 이미 오래 전부터 구기자가 기력과 정력 증진을 비롯해서 신장과 간장 기능의 강화, 기침, 폐결핵, 혈관 강화, 해열, 소갈(당뇨) 등에 좋은 약재로 여겨왔다. 민간에서는 이 구기자가 허약한 신체를 보하고 정력을 증진하며 눈을 밝게 해줄 뿐만 아니라 허리를 튼튼하게 해주고 피부를 곱게 해주는 등 여러모로 좋은 식품이라 하여 차와 음식의 재료로 많이 써왔다.

『동의보감』 등의 옛 의서에는 "구기자는 독이 없고 뼈와 근육을 튼튼하게 해주며 피로 회복과 정력 증진에 특효가 있다. 위장, 신장, 간장, 심장 등 주요 기관의 병을 치료하는 약효 또한 뛰어나다."라고 기록되어 있다.

근래에 와서는 구기자가 콜레스테롤의 장내 흡수를 억제하고 혈중 콜레스테롤을 강화하여 고혈압을 예방하고 혈액순환을 촉진해준다는 것도 밝혀졌다.

사상의학(四象醫學)에서는 구기자가 특히 체질적으로 신장의 기능이 약하고 정력 부족이 많은 소양인 체질에 더욱 적합한 것으로 본다. 더욱이 구기자는 냉성 식품에 속하기 때문에 몸에 열이 많은 소양인에게는 이 열을 가라앉혀 주는 역할도 한다.

반면 체질적으로 신장 기능이 좋아 정력 또한 좋은 사람이 많은 소음인이 구기자를 자주 먹게 되면 불에 기름을 붓는 격이 되어 바람을 피울 가능성이 커질 염려가 있다.

우리나라에서는 예로부터 충남 청양 지방과 전남 진도 지방에서 나는 구기자가 유명하다. 청양 지방에서는 예로부터 구기자로 술을 빚어 마셔왔으며, 잘 익은 구기자 술은 약간 새콤한 맛이 돌며 마시고 난 후에도 뒤끝이 깨끗한 것이 특징이다.

또한 진도에서 생산되는 구기자는 난류와 한류가 교차하는 해양

성 기후와 일조 시간이 가장 긴 진도의 지리적 특성으로 인해 그 효능이 탁월하다는 평가를 받고 있다.

구기자에 관한 이런 이야기도 전해온다.

옛날, 중국으로 가던 한 사신이 길을 가다가 해괴한 일을 목격했다. 어느 젊은 부인이 백발의 노인을 야단치며 종아리를 때리고 있었던 거다. 이에 사신은 그 부인에게 다가가 좀 격앙된 목소리로 그 연유를 물었다.

"어찌 젊은 부인이 노인을 때릴 수 있단 말이오?"

그러자 젊은 부인은 당황해하며 이렇게 말한다.

"지금 저에게 종아리를 맞는 이 아이는 내 자식입니다. 이 아이가 어려서부터 쉽게 피로하고 허약하여 구기자를 꾸준히 복용하라 일렀건만, 이 어미의 말을 끝내 듣지 않더니 결국 나보다 더 늙고 말아 이렇게 된 것입니다. 그래서 내가 이렇게 혼내고 있었던 것이고요."

물론 이것은 과장된 이야기거나 꾸며낸 이야기일지도 모르지만, 그만큼 구기자가 건강과 젊음 유지에 좋다는 뜻에서 나온 이야기가 아닐까 싶다.

"구기자는 1월에 뿌리를 캐서 2월에 달여 먹고, 3월에는 줄기를 잘라서 4월에 달여 먹고, 5월에 잎을 따서 6월에 차로 끓여 마시고, 7월에는 꽃을 따서 8월에 달여 먹으며, 9월에 과실을 따서 10월에 먹으면 1년 내내 구기자를 먹을 수 있다."라는 이야기도 전해온다.

■ 화병에는 이런 음식들이 좋다

예로부터 '한(恨)이 쌓이면 병이 된다'고 했다. 특히 한이 많이 쌓이면 이른바 '화병(火病)'이 생기기 쉬운데, '화병'이란 간단히 말해서 속에서 끓어오르는 화를 참고 참다가 쌓여서 마침내 병이 된 것을 말한다.

다시 말해 체내에 쌓인 화가 쌓이고 쌓여서 생긴 질환이 바로 '화병' 또는 '울화병(鬱火病)'인 것이다. 물이 흐르지 못하고 계속 고여 있기만 하면 어느새 '썩은 물'이 되는 것과 같은 이치다.

'화병'이 낫지 않고 장기간 계속되다 보면 고혈압이나 심장 질환, 당뇨병, 불면증, 또는 신경쇠약이나 우울증, 히스테리, 노이로제 등과 같은 신경 질환이 생기는 수도 적지 않다. 또 몸 안에 쌓인 울화나 한이 비위에도 나쁜 영향을 끼쳐 소화불량이나 식욕 부진, 속 쓰림, 트림이나 신물 등의 증세를 일으키고 위염이나 위궤양 같은 각종 위장 질환도 초래한다.

뿐만 아니라 피부가 거칠어지고 화장이 잘 받지 않기 때문에 여성에게는 더욱 나쁘다. 게다가 '화병'이 있는 사람치고 얼굴 표정이 밝을 리 없는데, 아무리 얼굴 바탕이 예쁘고 잘생겼다 하더라도 그 표정이 밝지 못하고 늘 찌푸린 얼굴이라면 결코 미인이라고 할 수 없다. 그래서 "찌푸린 미인보다는 못생긴 사람의 웃음 띤 얼굴이 훨씬 더 낫다."라는 옛말도 있다.

그런데도 '화병'을 대수롭지 않게 여기거나 치료를 소홀히 하는 사람들이 많다. 이것이 더 큰 문제다.

체질적으로 보면, '화병'은 성격이 소심하고 내성적인 경향이 강하며 자신의 감정을 선뜻 표출하지 못하고 애써 참으며 속으로만 끓이는 소음인에게 더욱 잘 생긴다. 특히 소음인 여성은 남편에 대한 불만이나 부부간의 갈등, 고부간의 갈등, 경제적인 문제 등을 속 시원히 털어놓지 못하고 혼자서만 고민하고 속상해하며 참고 지내는 수가 많은데, 이것이 '화병'의 원인이 되거나 갖고 있던 '화병'을 더욱 키우도록 만든다.

반면 소양인은 기질적으로 명랑할 뿐만 아니라 자신의 감정을 마음속에 오래 담아두지 않고 쉽게 터뜨리는 경향이 있다. 그래서 소양인 체질의 며느리는 시어머니로부터 구박을 받으면 강아지의 옆구리라도 걷어차서 '화풀이'를 하는데, 이런 기질적 특성으로 인해 소양인은 '화병'에 강한 편이다.

태음인은 다른 체질에 비해 신경이 덜 예민한 편이며, 사소한 일에는 별로 집착하지 않는 대범한 기질도 있다. 게다가 화가 나면 술이나 오락, 운동 등으로 해소하려는 경향도 있어 역시 '화병'에 강한 면이 있다.

그러나 태음인은 체질적으로 심장의 기능이 약한 체질이라서 일단 '화병'이 생기면 심장과 관련이 있는 '화병'이 더욱 커질 수 있는 것은 물론 심장 질환이 생기거나 악화될 수가 있다.

'화병'은 우선 울화나 한이 가슴속에 쌓이지 않도록 하는 예방이 중요하다. 또한 참는 것만이 능사는 아니며, 가슴속에 쌓인 울화나 한은 속히 배출해내지 않으면 안 된다. 특히 마음속에 도사리고 있는 미움이나 원한, 분노, 적개심, 증오심, 슬픔, 근심 등과 같은 나쁜 감정들을 몰아내고 그 자리에 사랑과 기쁨, 평화, 용서, 희망 등과 같은 밝고 좋은 감정들을 가득 채워 넣어야 한다.

『동의보감』에서는 "병을 고치려거든 그 마음부터 다스려라."라고 했는데, 특히 '화병'과 같이 마음속으로부터 생긴 병은 그 마음부터 잘 다스리는 게 꼭 필요하다.

옛날에는 정월 대보름이 되면 이른바 '해원떡[解怨餅]'이란 것을 만들어 이것을 지난 한 해 동안 자신과 불편한 관계에 있던 사람이나 자신에게 원망이나 불만을 갖고 있는 사람 등에게 보내거나 받아먹는 풍습이 있었다. 즉, 직접 말로 표현하기 어려운 용서나 화해를 대신하여 떡을 주고받음으로써 간접적으로나마 나쁜 감정들을 해소하고 좋은 관계로 새롭게 출발하자는 의미에서 '해원떡'을 서로 주고받았던 거다. 그러나 지금은 이처럼 좋은 세시(歲時) 풍속이 거의 사라지고 없어 안타까운 마음이다.

한방에서는 '화병'을 비롯한 각종 신경성 질환에 연자(蓮子), 방풍(防風), 용안육(龍眼肉), 인삼, 산약(山藥; 마), 살구, 콩, 시금치, 감자, 귤, 호두, 생선 등과 같은 약재류나 식품들이 좋은 것으로 보는데, 이런 것들도 자주 섭취하면 '화병'의 예방 및 퇴치에 도움이 된다. 서양에서는 양배추나 오렌지 주스 등이 '화병'에 좋은 음식으로 보고 있다. 단, 이때에도 각자의 체질에 적합한 음식을 선택해서 먹는 것이 바람직하다. 이와 함께 가족의 이해와 관심, 사랑도 필수적으로 요구된다.

■ 힘찬 생명력이 느껴지는 죽순 요리

비가 온 다음 날, 어떤 사람이 대나무 밭에서 볼일(대변)을 보기 위해 자신이 쓰고 있던 모자를 벗어 옆에 있는 대나무에 걸어놓았다. 그런 다음 그는 볼일을 보고 일어섰는데, 어찌 된 일인지 대나무에 걸어놓았던 모자가 보이질 않는 것이었다.

그래서 위를 올려다보았더니, 세상에! 모자를 걸어두었던 대나무가 그 사이 쑥쑥 자라는 바람에 모자가 저만큼 위로 올라가 버려 손이 닿을 수 없지 않은가.

이 이야기는 물론 우스갯소리지만, 그만큼 비가 온 이후 대나무가 더욱 빨리 자란다는 이야기다. 비단 대나무뿐만이 아니라 대나무의 땅속줄기에서 돋아나는 어리고 연한 새싹인 죽순 또한 그 성장 속도가 빠르다. 특히 봄비가 촉촉이 대지를 적시고 난 후에 대숲을 보면, 여기저기에서 죽순들이 땅을 뚫고 힘차게 솟아난 것을 볼 수 있다.

'우후죽순(雨後竹筍)'이란 말도 그래서 생겨났다. '우후죽순'이란 말은 '비온 뒤에 여기저기 솟아나는 죽순처럼, 어떤 것들이 한때 무성하게 생기거나 일어나는 모습'을 비유할 때 흔히 쓰는 말이다. 단단한 땅을 뚫고 나와 솟구치듯 힘차게 쑥쑥 잘 자라는 죽순을 보면 강인한 생명력과 투지가 느껴진다.

이처럼 강인하고 생명력이 넘치는 죽순으로 만든 죽순채나 죽순밥, 죽순탕, 죽순정과 등은 맛도 좋고 건강에도 여러모로 좋은 음식들이다. 특히 죽순은 고혈압이나 비만을 비롯한 각종 성인병의 예방 및 퇴치, 콜레스테롤 제거, 건위와 불면증 등에 좋은 식품으로 널리 알려져 있다.

그런데 사상의학에서는 죽순을 냉성 식품으로 분류하고, 체질적으로 몸이 찬 소음인에게는 부적합한 식품으로 보고 있다. 또한 죽순에는 수산이 함유되어 있어 결석이 있거나 집안에 결석 내력이 있는 사람, 또는 알레르기 체질인 사람 등은 죽순을 피하는 것이 좋다.

만물이 소생하는 새봄에는 가족이나 친구, 직장 동료, 혹은 이웃이나 가까운 사람 등과 함께 죽순으로 만든 음식들을 드셔 보시길 권한다. 그러면 마음속에서도 새 희망과 함께 활기찬 삶의 의욕이 죽순 솟아오르듯 쑥쑥 솟구쳐 오를 것이다.

■ 땀 많이 흘리는 사람과 원기 증진에 좋은 참마죽

참마죽은 그 영양분이 풍부하고 유효 성분이 많아 자양 강장, 불로장생의 약죽으로 손꼽히는 건강 죽이다. '참마 한 가지만 먹어도 하루 종일 배가 고프지 않다'는 말도 있다.

보통 참마라고 하면 생것을 가리키고, 산약(山藥)이라고 하면 참마를 말려 한방 약재로 만든 것을 말한다.

예로부터 요정이나 고급 술집 같은 곳에서는 술상이 들어오기 전에 참마를 곱게 갈아서 만든 참마죽(산마죽)을 손님들에게 서비스로 내놓곤 했다.

그 이유는 술을 마시기 전에 이것을 미리 먹어두면 술에 빨리 취하지도 않고 숙취 해소에도 좋을 뿐만 아니라 술을 마셔도 속이 한결 편하기 때문이다. 여기에다 참마 혹은 산약은 '산에서 나는 장어'라는 말까지 있을 정도로 스태미나 증진과 원기 보강 등에 좋은 식품으로 여겨온 것도 그 이유가 된다.

또한 술을 마시고 난 후에 평소 장이 나쁜 사람들이나 체질적으로 장의 기능이 약한 태음인은 설사나 활변[반 설사]을 하기 쉬운데, 참마가 이를 막아주는 역할을 한다. 이와 함께 참마 혹은 산약은 폐와 대장의 기능을 보강하고 땀을 억제하는 효능도 있기 때문에 특히 체질적으로 폐와 대장의 기능이 약하며 땀을 많이 흘리는 태음인에게는 여러모로 이로운 식품이 아닐 수 없다.

참마의 껍질을 벗겨서 말린 산약은 보통 흰색으로, 한의학에서 흰색은 금(金)에 해당하며, 금(金: 쇠)은 쇠가 녹으면 물이 되는 이치와 마찬가지로 수(水: 물)를 도와주는 역할을 하며, 금은 인체 내의 장기(臟器) 중에서 폐(肺)에 해당하므로 기침이나 천식을 치료하는 것으로 보고 있다.

한의학에서 흔히 말하는 '오색(五色)'의 동양의학적 근거가 되는 『황제내경(黃帝內經)』에서도 청(靑)·적(赤)·황(黃)·백(白)·흑(黑)의 다섯 가지 색깔, 즉 오색은 각각 간(肝)·심(心)·비(脾)·폐(肺)·신(腎)의 오장과 밀접한 연관을 갖는 것으로 기술하고 있다.

이와 함께 음양오행설(陰陽五行說)에 근거하여 간은 오행상 목(木)에 속하고 그 색은 청(靑)에 해당하며, 따라서 푸른 색깔을 띤 식품이나 약재가 간에 이롭다고 본다. 마찬가지로 심장이나 이와 관련이 깊은 심(心, 마음)은 오행상 화(火)에 속하고 적(赤, 붉은색)에 해당하며 붉은 색깔의 식품이나 약재가 심으로 통하여 이를 이롭게 한다고 여긴다. 그리고 다른 것들도 이와 같은 논리로 설명한다.

다시 말해 청색은 목에 속하고 간과 통하며, 적색은 화에 속하고 심과 통하며, 황색은 토에 속하고 비(脾)와 통하며, 백색은 금에 속하고 폐와 통하며, 흑색은 수에 속하고 신과 통한다는 것이다.

음양오행설의 이치에 근거하여 볼 때, 백색을 띤 약재인 산약은 폐는 물론 폐와 관련 있는 장기인 코와 대장에도 좋다는 뜻이다. 이와 마찬가지의 논리에서 흰색을 띤 무나 도라지 역시 특히 폐에 좋은 것으로 보았다.

한방에서 흔히 비장(脾臟)과 위장(胃腸)에는 황색이나 황토색 또는 노란색, 간장에는 청색(푸른색 혹은 녹색), 폐와 이와 연관성이 있는 코와 대장에는 흰색, 심장에는 적색(붉은색), 그리고 신장 및 방광에는 검정색을 띤 약재나 식품들이 좋은 것으로 보는 이유도 여기에 근거한 것이다.

또한 한방에서는 산약의 맛을 단맛으로 보는데, 단맛은 한의학적으로 볼 때 토(土)에 속한다. 그리고 토는 인체에서 비장에 해당하므로 산약이 비장을 보(補)하는 약으로 여긴다.

따라서 참마 또는 산약은 체질적으로 비위의 기능이 약하고 소화 불량이나 위장 질환, 식욕 부진 등에도 시달리기 쉬우며 신체가 허약한 사람이 많은 소음인에게도 아주 좋은 식품이다. 체질적으로 정력이 부족하기 쉬운 소양인에게도 역시 좋다.

변비로 고생하는 사람이나 다이어트를 하려는 사람에게도 좋으며, 혈압을 안정시켜주고 콜레스테롤을 낮추어주는 역할도 하므로 고혈압을 비롯한 각종 성인병의 예방 및 퇴치에도 도움이 된다. 대장암 예방에도 좋다. 기억력 증진에도 좋은 식품이라서 수험생이나 공부하는 학생들, 직장인이나 정신 근로자 등에게도 적합하다.

산약이란, 말 그대로 '산에서 나는 약'이란 뜻인데, 이처럼 산약은 약이 되는 식품으로서 손색이 없다.

산약을 먹는 방법은 다양하지만, 껍질을 벗겨낸 참마(생마)를 우유와 함께 믹서기에 넣고 갈아서 주스처럼 먹는 방법이 가장 널리 쓰인다. 단, 우유가 체질에 잘 맞지 않는 사람, 특히 장 기능이 약해 우유를 먹으면 설사하기 쉬운 태음인이나 비위의 기능이 약하고 냉해 찬 우유를 먹으면 속이 안 좋은 소음인은 우유를 넣지 않는 것이 바람직하다.

참마의 껍질을 벗긴 다음 기름을 넣은 소금에 찍어 먹기도 하는데, 참마에는 원래 점액질이 많아 비위가 약한 사람은 먹기 힘들다. 껍질을 벗겨낸 참마를 간 후 여기에다 멥쌀, 찹쌀, 현미 찹쌀 등을 함께 넣고 물을 부어 뭉근한 불로 끓인 죽을 만들어 먹어도 좋다. 특히 찬 음식을 잘못 먹고 탈이 났을 때 이 참마죽을 먹으면 상당히 효과적이다. 잘 말린 산약을 찹쌀, 현미, 보리, 콩, 율무 등과 함께 기계로 갈아 만든 선식도 좋다.

옛날에 적에게 쫓기던 일단(一團)의 군사들이 산속에서 우연히 산약을 발견하여 이를 먹고 힘이 나서 다시 잘 싸울 수 있었다 한다. 해서 산약을 '산우(山遇)' 혹은 '산우(山芋)'라고도 하는데, 요즘은 경북 안동을 비롯해서 참마(산약)를 재배하는 곳이 많아 굳이 옛날처럼 이를 찾아 산을 헤매지 않더라도 전국 어디서든 쉽게 구할 수 있게 되었다.

■ 그윽한 향기로 심신을 안정시켜주는 연잎차

7월 말부터 8월 초는 연꽃이 활짝 피어나며 절정을 이루는 때다.

그래서 이맘때쯤 되면 많은 사찰에서 '연꽃 축제'나 연꽃을 주제로 한 '템플스테이(Temple stay)'를 개최한다.

특히 불교에서는 연꽃이 더러운 진흙탕 속에서도 그 더러움에 물들지 않고, 오히려 청정함을 유지하며 맑고 그윽한 향기를 내뿜는다 하여, 불교의 깨달음을 상징하는 꽃으로 높이 평가해왔다. 사찰에서는 예로부터 연꽃을 채취하여 만든 연꽃차나 연잎을 우려 낸 연잎차를 즐겨 마셨는데, 그 은은한 향이 마음속까지 말끔히 정화시켜주는 듯하다.

아름다운 꽃다발을 손에 들었어도 구린내를 풍기는 사람이 있는가하면, 시궁창에서 일하면서도 좋은 향기를 풍기는 사람도 있다. 이렇듯 연꽃도 비록 진흙탕 속에서 피어나지만 좋은 향기를 내뿜는다.

마음도 이와 마찬가지다.

우리네 인생에서도 진흙탕 속에서 뒹굴듯 힘들고 고달픈 삶은 있을 수 있지만, 그 속에서도 희망의 별을 바라보며 연꽃같이 그윽한 향기를 내뿜는 삶은 모든 어려움을 슬기롭게 잘 극복해내며 연꽃 같은 아름다운 삶을 만들어낼 수 있다.

연꽃이 진흙탕 속에서 자라면서도 그 더러움에 물들지 않을 뿐만 아니라 오히려 아름답고 고귀한 모습의 연꽃을 피워내듯이, 우리도 비록 혼탁한 세상에 산다 할지라도 그 혼탁함이나 더러움에 물들지 않고 아름답고 고귀한 삶을 살 수 있는 것이다. 비록 육체적으로는 괴롭고, 마음은 아플지라도 그 삶이나 영혼만큼은 보석처럼 빛나고 아름답게 가꿀 수가 있는 거다.

연의 씨앗인 연자(蓮子)는 비록 진흙탕 속에서 자라지만, 우리 몸과 마음에 아주 좋은 음식이다. 연자를 곱게 갈아서 만든 연자죽이나 연자밥, 또는 연의 그윽한 향내가 나는 연잎밥, 그리고 연의 뿌리인 연근(蓮根)으로 만든 연근 조림이나 연근 김치 같은 것들은 우리의 몸과 마음에 여러모로 좋은 음식으로 유명하다.

연꽃이나 연잎, 혹은 연자나 연근 같은 것으로 만든 차나 음식이 심신(心身)을 안정시키고 불안감이나 신경과민, 우울증 등과 같은 각종 정신 질환에도 좋다는 것은 이미 과학적으로도 입증되었다.

■ 진묵대사와 카사노바도 즐겼다는, 겨울철의 진미 굴

조선조 명종 때의 스님 진묵대사(震默大師; 1562~1633)는 수많은 이적(異蹟)을 보이며 거침없는 삶을 살다 간 것으로 유명하다. 특히 그는 계율에 얽매이는 것을 무척 싫어했다. 그래서 그는 스님이면서도 술을 즐겨 마셨는데, 사람들이 그에게 스님이 왜 술을 마시느냐고 타박하면 이렇게 대꾸하곤 했다.

"난 술은 절대로 안 마셔. 내가 마시는 건 곡차(穀茶)일 뿐이야. 쌀과 누룩으로 만들었으니 이게 곡차지 어째서 술인가?"

그는 바람처럼 세상을 떠돌아다니다가 대낮에 호기롭게 곡차를 동이째 마시고는, 이런 호방한 시도 읊었다.

"하늘을 이불 삼고, 땅을 자리 삼고, 산을 베개 삼아
달을 촛불 삼고, 구름을 병풍 삼고, 바다를 잔으로 삼아
크게 취하여 일어나 춤을 추니
긴 소매 곤륜산에 걸릴까 걱정이네.

(天衾地席山爲枕 / 月燭雲屛海作樽 / 巨然大醉仍起舞 / 却嫌長袖掛崑崙)"

진묵대사가 김제 망해사(望海寺)에 있을 때에는 이런 일화도 있다.
하루는 그가 절을 떠나 변산 일대의 바닷가를 걷다가 배가 고파 바위에 붙어 있는 굴을 따서 먹었다. 이것을 본 마을 사람들이 혀를 차며 나무랐다.

"스님이 어째서 비린내 나는 굴을 든단 말이오?"

그러자 진묵대사는 바위 위에 다닥다닥 붙어 있는 굴을 가리키며 이렇게 받아 넘겼다.

"내가 먹는 이것은 굴이 아니라 석화(石花)요. 보시오! 이것은 영락 없이 바위 위에 피어난 꽃들이 아니오?"

오늘날 굴을 가리켜 흔히 '석화'라 하고, 술은 '곡차(穀茶)'라고 표현하기도 하는데, 이런 말들은 모두 진묵대사가 처음 말한 데에서 유래된 것이다.

굴은 예로부터 강장 식품으로 유명하며, 바람둥이들이 즐겨 먹는 '정력제'로도 널리 알려져 있다. 이탈리아의 희대의 바람둥이 카사노바는 매일 아침 눈을 뜨면, 욕조에 몸을 담그고 앉아 생굴 50개씩을 먹었다고 한다. 대단한 정력가에다 호색가(好色家)로 유명하며 "짐의 수면제는 여자다!"라고 외쳤던 나폴레옹 또한 평소 끊임없이 굴을 먹었다. 고대 로마의 황제들도 굴을 즐겨 먹었으며, 독일의 재상 비스마르크는 하루에 175개나 되는 굴을 먹었다는 기록도 있다.

굴에는 남자의 정자(精子) 생산과 관계가 깊은, 즉 남성 호르몬 테스토스테론의 분비를 촉진하는 아연 함량이 어패류 중에서 가장 많이 들어있다. 게다가 굴은 철분 함량이 많아 빈혈에도 좋고, 피부 미용에도 좋으며, 고혈압이나 심장 질환 같은 각종 성인병에도 좋은 식품이다. 간장 질환과 간 기능 강화에도 좋은 식품이다.

이 밖에도 굴은 불면증과 시력 회복, 피로 회복 등에도 좋다. 또한 굴 속에 함유되어 있는 타우린은 콜레스테롤을 낮추는 역할을 하고 동맥경화를 예방하며 혈압 조절에도 좋은 역할을 한다. 성장기 어린이들의 두뇌 발달과 성장 발육에도 도움이 된다.

옛 의서인 『명의별록』에는 "굴은 허열(虛熱)을 내리고 기결(氣結)을 풀며, 땀을 멎게 하고 갈증을 덜어주며 노혈(老血)을 없애고 설정(泄精)을 치료한다."라고 기록되어 있다.

조선조 숙종 때 실학자 홍만선(洪萬選)이 엮은 농서 겸 가정생활서인 『산림경제(山林經濟)』에서는 "석화(石花: 굴조개)는 이른 봄과 가을, 겨울에 먹는데, 회로 초장을 찍어 먹으면 좋다. 굴은 그 성질이 냉하며, 밥 위에 찐 후 소금을 뿌려 먹어도 좋다. 큰 굴을 떼어서 꼬챙이에 꿰어 기름장을 발라 구우면 절미다."라고 했다.

굴을 가리켜 '바다의 우유' 또는 '바다의 인삼'이라고 말하기도 하며, '굴은 비타민과 미네랄의 보고(寶庫)'라는 말도 있다. 굴에는 비타민 A와 철분, 구리, 망간, 요오드, 칼슘 등의 갖가지 영양소가 풍부하게 들어있다. 게다가 굴은 소화 흡수도 잘 되는 식품이며, 병후 회복이나 식은땀이 날 때 등에도 좋은 식품이다.

우리나라에서는 흔히 생굴을 초간장이나 초고추장을 찍어서 먹지만 유럽인들은 굴에 레몬즙을 뿌려 먹는 것을 좋아한다. 중국에서는 굴을 날로 먹기보다는 대개 굴을 볶거나 끓여서 먹는다.

굴로는 다양한 음식들을 만들 수 있는데, 굴회나 굴물회, 굴밥, 굴국수, 굴탕수육, 굴보쌈, 굴전, 굴구이, 굴튀김, 굴젓 등 그 모두가 다 맛있고 몸에 좋은 음식들이다.

우리나라에서는 예로부터 '보리가 피면 굴을 먹지 말라'는 말이 전해온다. 일본에서는 '벚꽃이 지면 굴을 먹지 말라'는 말이 있다. 서양에서는 'r자가 들어있는 달에만 굴을 먹어야 한다'는 말과 함께 'r' 자가 없는 달인 5~8월(May, June, July, August)은 굴을 먹지 않는 것이 상식으로 여겨져 왔다.

사실 굴은 봄철, 특히 5~8월에 먹는 것은 피해야 한다. 이 무렵은

굴의 산란기거나 산란 직후인데, 이때는 굴에 독성이 있고 바다에도 살모넬라와 대장균들이 득실거리기 때문이다. 더욱이 산란 직후의 굴은 산란으로 인해 영양소를 모두 소진해버렸기 때문에 그 맛도 떨어진다.

굴은 특히 여름이 가고 찬바람이 불어 다시 맛이 들기 시작할 때부터 먹는 것이 좋으며, 추운 겨울철에 싱싱하면서도 탱글탱글한 굴을 먹는 것이 가장 좋다. 이때 생굴 하나를 입에 넣으면 그 달고 고소한 맛이 입안에 넘쳐흐를 정도다.

우리나라에는 굴이 한려수도의 청정 해역을 비롯해서 서해안에서도 많이 난다. 옛날에는 지금의 경기도 화성 지역인 남양(南陽)에서 굴이 많이 났던지 "남양 원님, 굴회 마시듯 한다."라는 말도 전해온다. 붉은색이 나는 충남 서산의 어리굴젓은 예로부터 유명하며, 전라도에서는 소금에만 절여 만든 석화젓이 유명하다. 그러나 현재 우리나라에서 굴이 가장 많이 생산되는 지역은 통영(옛날의 충무)이다. 통영에서는 전국 굴 생산량의 약 70퍼센트가 생산된다.

체질적으로 보면, 굴은 우선 신(腎) 기능이 약해 정력 부족이 되기 쉽고 몸에 열이 많은 소양인에게 아주 좋은 식품이다. 또한 간 기능이 약하고 생랭한 음식이 체질에 적합한 태양인에게도 좋다. 체질적으로 고혈압과 심장 질환에 약하며, 선천적으로 간 기능은 좋으나 기질적으로 술을 즐기며 폭음하는 경향마저 있어 간이 나빠지기 쉬운 태음인에게도 굴은 역시 좋다. 체질적으로 피부가 나빠지기 쉬운 태음인 여성에게는 이를 개선해주는 효과도 있다.

사실 굴은 고단백, 고비타민, 고칼로리의 식품으로서 손상된 간 기능을 회복하는 데 효능이 있어 간장 질환이 있거나 간 기능이 약한 사람에게 좋은 영양식이다.

빈혈이 생기기 쉬운 체질인 소음인 여성에게도 좋은 식품이기는 하나 굴은 냉성 식품에 속하므로 소음인 체질인 사람이 생굴이나 굴회, 굴 물회 같은 차갑게 만든 굴 음식은 한꺼번에 많이 먹지 않는 것이 좋다. 대신 굴밥이나 굴전, 굴튀김, 굴국수, 굴탕수육 같이 굴을 따뜻한 형태로 만든 음식을 먹는 것이 바람직하다. 또한 소음인 남성은 체질적으로 신 기능이 좋아 정력이 좋은 사람들이 많은데, 굴을 많이 먹게 되면 자칫 성욕이 너무 왕성해질 수 있다.

■ 남성들의 정력 강화에 좋은 스태미나 식품 전복

30여 년 전, 제주도로 신혼여행을 갔을 때 아침식사로 전복죽을 먹은 적이 있는데, 그때만 해도 전복죽은 값이 비싼 고급 음식에 속했다. 이보다 앞서 대학 시절에 완도에 놀러 간 적이 있었는데, 그때만 해도 완도에는 요즘과는 달리 전복이 별로 없었다. 그 시절에 완도는 김이 아주 유명하여, '완도에서는 개도 지폐를 물고 다닌다'는 말이 나올 정도로 지역 경제에 큰 도움이 되었다.

그러나 기후 온난화 현상으로 요즘 완도에서는 김 양식이 크게 줄어들었고, 대신 전복 양식을 많이 하고 있다. 국내 전복 생산량의 약 80퍼센트가 완도에서 가두리 양식으로 키운 것이라고 할 정도다. 그래서 요즘에는 완도 하면 전복부터 떠올리는 사람들이 많다. 이렇게 양식 전복이 많이 생산되면서 그만큼 값도 싸졌고, 전복을 쉽게 먹을 수 있게 되었다.

옛날에는 전복이 귀해서 잘게 썰어 죽으로 만들어 먹는 것이 고작이었는데, 요즘에는 각종 해물탕이나 전복삼계탕, 전복찜, 전복초, 전복구이, 전복조림 등 전복을 통째로 넣어 만든 음식들을 많이 보게 된다. 전복회도 많이 먹는다. 이처럼 전복이 흔해지고 값이 싸져 많이 먹을 수 있게 된 것은 좋은 일이다. 전복이 맛도 좋을 뿐만 아니라 여러모로 우리 건강에 좋아서다.

전복은 예로부터 눈을 밝게 해주고, 눈의 피로를 덜어주며 안과 질환의 예방 및 퇴치에 좋은 것으로 알려져 왔다. 또한 전복은 남성들의 정력 강화에 좋은 스태미나 식품으로도 유명한데, 전복 속에 풍부하게 함유된 아미노산 중 아르기닌 성분 때문이다. 아르기닌은 노화 방지 호르몬이라고 불리는 성장 호르몬의 분비를 촉진하는 기능을 가지고 있으며, 특히 정자의 생성과 발기에도 중요한 역할을 한다. 이런 효능 탓인지 중국에서는 해삼과 상어 지느러미, 생선 부레와 더불어 전복을 4대 해물 요리 강정식으로 꼽는다.

전복에는 타우린과 베타인 등도 많이 함유되어 있어 간의 알코올 해독 작용을 도와주며 숙취 해소에도 효과적이다. 이러한 성분들은 소화 기능을 향상하는 역할도 해 소화력이 약한 사람이나 위장 질환이 있는 사람 등에게 좋을 뿐만 아니라 허약 체질인 사람에게도 정말 좋은 식품이다.

산후의 산모가 전복을 먹으면 젖이 한결 잘 나온다. 그래서 어떤 지방에서는 아이를 낳은 여인에게는 꼭 전복죽을 해 먹이는 풍습도 전해온다.

전복은 단백질이 아주 풍부하고 칼슘, 인 등의 무기질과 비타민 A와 B₁, 비타민 B₂, 니아신 등의 성분이 많이 함유된, 조개류 중에서는 최상급의 식품에 속한다.

조선조 후기의 문신으로서 천주교에 입교한 후 신유사옥 때 흑산도로 유배되었던 정약전(丁若銓)은 흑산도에 있는 동안, 흑산도 근해의 수산물을 조사·채집하여 155종의 수산 동식물의 이름과 분포, 형태, 습속 따위를 기록한 어류학서(魚類學書)를 펴냈다. 이것이 바로 『자산어보(滋山漁譜)』인데, 여기에는 전복에 대해 이렇게 쓰여 있다.

"전복은 맛이 달아서 날로 먹어도 좋고 익혀 먹어도 좋지만, 가장 좋은 방법은 말려서 포를 만들어 먹는 것이다."

그런데 훗날 밝혀진 것이지만, 전복은 이처럼 말리면 그 속에 있는 아르기닌 성분의 양이 더욱 늘어난다고 한다. 옛날에는 전복을 잘 말린 후 다른 한약재들을 넣어 약으로 먹기도 했다.

체질적으로 본다면, 전복은 눈과 간의 기능이 약하며, 안질 같은 눈병에 약할 뿐만 아니라 소화 기능과 정력 또한 좋지 않은 편인 태양인에게 가장 좋은 식품이다. 아울러 간 기능은 좋으나 기질적으로 과음하는 경향이 있는 태음인, 정력이 약한 체질인 소양인과 비위의 기능이 약해 소화력이 떨어지는 소음인 등 모든 체질에 다 좋은 식품이다. 그야말로 전복은 체질과 상관없이 누구에게나 다 적합한 식품인 것이다.

■ 몸을 가볍게 해주는 황정(둥굴레)

옛날 중국에 어느 노비가 있었는데, 주인의 학대를 견디다 못해 산속으로 도망쳤다. 그러나 그 산에는 먹을 게 별로 없었다. 먹을 것을 찾던 이 노비는 우연히 어느 약초의 뿌리를 캐서 먹게 되었는데, 먹어보니 맛도 괜찮았고 먹고 나자 배고픈 줄도 몰랐다. 이후로 이 노비는 산속에 지천으로 있는 이 약초의 뿌리를 캐어 먹으며 지냈는데, 그러자 몸이 점점 가벼워지는 것이었다. 게다가 걸음걸이도 어찌나 가볍고 빨라지는지 험한 산도 힘들이지 않고 자유자재로 오르내리게 되었다.

그러던 어느 날, 이 노비의 주인이 그가 이 산속에 있다는 것을 알고는 여러 하인들을 데리고 와 그를 잡으려고 했다. 하지만 새처럼 빠르게 달아나는 그를 도저히 잡을 수가 없었다. 주인은 온갖 방법을 다 동원해 그를 잡으려 했지만 실패만 거듭했다. 그러던 중 하인 하나가 주인에게 꾀를 냈다.

"주인어른, 저 놈이 저처럼 빠르게 달아나는 걸 보니, 필시 이 산속에서 신선들이나 먹는 영약을 먹은 게 틀림없습니다. 그런데 듣자니, 신선도 속세의 음식을 먹고 나면 몸이 무거워져 걸음이 둔해진다고 합니다. 그러니 저 놈이 다니는 길목에 술과 맛있는 음식들을 차려놓고 숨어서 기다려 보는 게 어떻겠습니까?"

이 말이 그럴 듯하다고 생각한 주인은 하인의 말대로 했다. 그랬더니 과연 도망친 노비가 그것을 먹고는 몸이 무거워져 멀리 도망치지 못했다. 쉽게 노비를 붙잡은 주인은 그에게 산속에서 그동안 무엇을 먹으며 지냈느냐고 물었다. 노비는 자신이 그동안 먹었던 약초 뿌리를 보여주었는데, 그것이 다름 아닌 황정(黃精)이었다.

누런색이 나는 황정은 우리가 흔히 둥굴레라고 하는 것인데, 옛날에는 먹을 게 없을 때 구황 식물로 많이 먹었다. 둥굴레의 뿌리는 단맛이 나며 영양가가 많아 봄철 '보릿고개' 때에는 둥굴레의 뿌리를 캐서 날것으로 먹곤 했다.
한방에서는 둥굴레의 뿌리를 잘 말린 것을 황정이라 하여 오래 전부터 약재로 써왔는데, 황정은 특히 당뇨병과 고혈압, 폐결핵, 변비,

정력 부족 등에 좋은 것으로 보고 약재로 써왔다.

민간에서는 이 황정을 보통 둥굴레라 하며 주로 차로 끓여서 먹었는데, 그 맛이 구수하면서도 허기를 달래줄 뿐만 아니라 머리를 맑게 해주고 노화 방지와 피부 미용, 기력 증진, 다이어트, 비위 허약 등에 좋은 것으로 여겨 왔다. 몸이 허약하거나 피로·어지럼증·두통 등이 있는 사람에게도 좋은 것으로 알려져 있다.

사실 둥굴레에는 신진대사 촉진과 항산화작용 효과가 있어 피부 미용에도 적합하며, 장운동을 촉진하는 역할도 하기 때문에 변비나 숙변 제거에도 도움이 되는 식품이다.

구수한 향도 좋고 맛도 좋은 둥굴레차를 꾸준히 마시면 안색과 혈색이 좋아지며, 혈압과 혈당을 내리는 작용도 한다. 특히 몸이 보다 날씬하고 가벼워지기를 원하는 사람은 따끈하게 끓인 둥굴레차를 자주 마시면 좋다.

■ 욕망의 여걸 측천무후가 즐겨 먹었던 **메추리 술**

중국 역사상 처음이자 마지막으로 유일하게 여성으로 황제가 되었던 측천무후(則天武后). 당(唐) 태종(太宗)의 후궁에서 당 고종(高宗)의 황후가 되었다가 스스로 황제가 되어 엄청난 권력을 누렸던 측천무후는 야망과 욕망이 끊임없이 넘치던 여걸이었다. 뿐만 아니라 그녀는 권모술수에 능했고, 폭군 네로만큼이나 포악하고도 잔인무도했다.

그녀는 원래 열네 살 때 당 태종의 후궁으로 들어갔지만, 태종의 아들 고종을 유혹해 그의 총애를 얻는다. 그러고는 태종이 죽고 고종이 등극하자 온갖 계교와 잔인한 방법들을 다 동원해 고종의 황후와 그 측근들은 물론 고종의 모든 비(妃)들을 모조리 제거한다.

그런 다음 그녀는 고종의 황후가 되고는 병약한 고종이 정사(政事)를 제대로 돌보지 못하는 틈을 이용해 마치 자신이 황제인 것처럼 행세하며 권력을 휘두르다가 자신이 낳은 아들들을 바꿔가며 황제 자리에 앉힌다.

그러나 그녀는 이것도 마음에 안 들었던지 아들들마저 황제 자리에서 내쫓고는 자신이 직접 황제 자리에 올라 나라 이름을 대주(大周)로 바꾼 후 수도도 장안(長安)에서 낙양(洛陽)으로 옮기고, 낙양이란 수도 이름도 신도(神都)로 바꾼다. 측천무후가 세운 주나라를 공자 시대 때의 주(周) 나라와 구별하여 무주(武周)라고 일컫기도 한다.

그녀는 자신이 하는 일을 반대하거나 자신의 말을 잘 따르지 않는 사람이 있으면 지위 고하를 막론하고 가차 없이 죽여버리거나 멀리 귀양을 보내버렸다. 그녀는 질투심마저 강해 고종의 후궁비나 궁녀 등이 고종의 침소에 들어가는 것을 결코 용납하지 않았다. 어느 여인이든 고종의 침소에 드는 것은 곧 무덤으로 들어가는 것이나 다를 바 없었다. 그러면서도 그녀 자신은 구약 성경 '에제키엘서'에 나오는 두 음녀(淫女), 즉 오홀라와 그녀의 아우 오홀리바 못지않게 아주 음탕하여 밤마다 건장한 외간 남자들을 자신의 침실로 불러들여 쾌락의 밤을 보내곤 했다.

정력 또한 아주 왕성하여 그녀는 매일 밤을 그렇게 즐기고도 끄떡하지 않았다고 한다. 하지만 그녀에게 시달린 건장한 남자들은 그녀와 하룻밤만 자고 나도 코피를 흘리며 맥을 못 출 정도였다고 한다.

특히 그녀가 무척 총애하며 자주 자신의 침실로 불러들인 남자가 있었는데, 그는 원래 낙양의 시장통에서 고약 장사를 하다가 승려 행세를 하던 풍소보(馮小寶)라는 사내였다. 그런데 그는 어찌나 정력이 세고 성적(性的)인 기교가 뛰어났던지 측천무후마저도 그에게만큼

| 메추리 술 담그는 법 |

재료: 메추리 1마리, 하수오 건재 약 50g, 녹용 건재 약 50g,
　　　인삼 약 100g, 감초 10g, 토종꿀 2컵(물컵) 정도, 소주 약 3리터

먼저, 메추리의 털을 모두 벗겨내고, 머리와 다리, 내장을 모두 제거하여 깨끗이 씻는다. 내장을 제거한 메추리의 뱃속에 준비한 하수오, 녹용, 인삼을 잘 넣고 약탕기에 넣은 다음 소주 2리터 정도를 붓는다. 이 약탕기를 은근한 불에 약 1시간 정도 달이다가 햇볕이 잘 드는 곳에서 완전히 식힌 후 다시 소주를 1리터 정도 더 넣고 옅은 불로 1시간가량 잘 달여준다. 다 달였으면 여기에 준비한 꿀 2컵을 첨가하여 밀봉한 후 어두운 곳에 3개월 정도 보관했다가 걸러서 마시면 된다.

은 당해내지 못했다고 한다.

이처럼 측천무후가 '정력의 화신(化身)'으로 불릴 만큼 정력이 왕성하고 음기(淫氣)가 강했던 것은 천부적인 것이기도 했지만, 이와 함께 그녀가 매일 메추리로 빚은 술을 마셨기 때문이라고도 전해온다.

메추리 술은 중국 황실에서 대대로 전해오는 술로서 메추리와 함께 정력과 기력 증진에 좋다는 하수오(何首烏)를 비롯해서 녹용, 인삼, 감초 등을 넣어 만든 것인데, 예로부터 정력 증강에 좋은 술로 유명하다. 이 메추리 술을 가리켜 일명 '무후주(武后酒)'라고 하는 것도 측천무후가 즐겨 마셨다고 해서 나온 말이다.

측천무후는 죽기 전, 자신의 묘비에 한 글자도 써넣지 말라고 유언했고 유언대로 그녀의 묘지 앞 비석에는 글자가 새겨져 있지 않은, 이른바 '무자비(無字碑)'가 지금도 서 있다. 무후는 자신의 죄와 부끄러운 행적이 많아, 스스로 그 죄를 감추기 위해 이 같은 유언을 했던 것은 아닐까.

■ 여성 건강에 더욱 좋고 향기 그윽한 찔레꽃차

5월이 되면, 슬프도록 아름다운 향기를 내뿜는 찔레꽃들이 곳곳에서 피어난다. 아름다운 계절 5월에 슬픈 듯 수줍은 듯 피어나는,

저 하얗고 순박하고 청순한 꽃 찔레꽃을 보면 왠지 마음이 슬퍼진다. 특히 은희, 박인희, 양희은과 함께 1970년대를 풍미하던 통기타 가수 이연실이 맑고 고운 음색으로 슬픈 듯 서러운 듯 구성지게 부른 노래 「찔레꽃」을 듣고 있노라면 더욱 그렇다.

엄마 일 가는 길에 하얀 찔레꽃 / 찔레꽃 하얀 잎은 맛도 좋지 / 배고픈 날 가만히 따 먹었다오 / 엄마 엄마 부르며 따 먹었다오 / … / 엄마 엄마 나 죽거든 앞산에 묻지 말고 / 뒷산에도 묻지 말고 양지쪽에 묻어 주 / 비 오면 덮어주고 눈 오면 쓸어 주 / 내 친구가 날 찾아도 엄마 엄마 울지 마 / …

이 노래에도 나오듯이 옛날에 먹을 것이 부족하던 시절에는 연녹색의 여린 찔레 순이 나오면 그 새 순 줄기를 툭 꺾어 껍질을 벗겨내고 먹었다. 그러면 거기에서 약간 떫으면서도 새콤달콤하고 상큼한 물이 배어 나왔다. 그 시고 떫은맛에 진저리를 치면서도 계속 먹던 추억을 간직한 사람들도 적지 않을 것이다.

또한 찔레꽃은 야생 장미라고도 불리지만 장미보다도 약해 보이고 유난히 가냘프게 보일 뿐만 아니라 그 꽃 색깔도 왠지 슬퍼 보이는 흰색이다. 흙먼지 날리는 시골 길가에서 그 흙먼지를 잔뜩 뒤집어 쓴 채 피어 있는 찔레꽃을 보면, 측은한 생각마저 든다. 그러나 찔레나무는 보기와는 달리 생명력이 강하고 끈질긴 면이 있다. 그래서 찔레꽃은 어딘가 가엾고 연약해 보이기도 하는 꽃이지만, 반면 자신은 비록 연약한 여인이면서도 자식들을 위해서라면 더 없이 강하고 억척스러운 우리 어머니들의 모습 같기도 하다.

찔레꽃을 노래한 이 노래에서 엄마를 부르거나 엄마와 관련된 노랫말이 특히 많은 것도, 찔레꽃과 우리 어머니들의 애달픈 삶의 모습이 비슷한 면이 있기 때문이 아닐까 생각한다. 특히 '엄마 엄마 나 죽거든 앞산에 묻지 말고 / 뒷산에도 묻지 말고 양지쪽에 묻어 주' 하는 노랫말을 듣고 있노라면 마음이 더욱 시리며 슬퍼진다.

노중하 시인은 그의 시 「찔레꽃」에서 '오월의 뒷동산에 곱게 핀 찔레꽃 / 어릴 적 같이 놀던 동무는 간 데 없고 / 꽃 순을 따 먹던 그 시절이 그리워 / 바람이 불어오면 생각이 떠오르고 / …' 하며 어린 시절에 고향 친구와 찔레꽃의 새 순을 따 먹던 시절을 그리워했다.

비록 찔레꽃의 새 순을 함께 따 먹던 친구는 아니었지만, 나 또한 찔레꽃을 보거나 찔레꽃과 관련된 노래를 들으면 불현듯 그 옛날 어린 시절에 동네 뒷산에 함께 올라 놀던 옛 친구들이 그리워진다.

우리나라에서는 예로부터 더위가 막 시작될 즈음, 산야에 지천으로 피어나는 찔레꽃을 따다가 찔레꽃차를 만들어 먹었다. 찔레꽃차는 그 맛과 향이 좋을 뿐만 아니라 다양한 약효 또한 지니고 있어서다.

한방과 민간에서는 예로부터 찔레꽃이나 이 꽃으로 만든 찔레꽃차는 혈액순환을 촉진하고, 불면증을 해소하며, 생리불순과 생리통을 완화시키는 효능이 있는 것으로 보았다. 이와 함께 산후에 나타나는 산후풍이나 산후 관절염, 산후 신경통은 물론 소변불통이나 부종, 각종 신경통 등에도 좋은 효과가 있는 것으로 여겨 왔다.

| 찔레꽃차 만드는 법 |

1) 막 피기 시작한 찔레꽃의 신선한 꽃송이들을 채취하여 소금과 식초 몇 방울을 넣은 물로 깨끗하게 씻는다.
2) 서늘하고 그늘진 곳에 한지를 깐 다음 그 위에 손질한 꽃송이들을 놓고 약 7~10일간 잘 말린다. 다 마르면 밀폐된 용기에 넣어 냉장 보관한다.
3) 필요할 때마다 이 꽃송이 5~6개 정도를 꺼내 찻잔에 담는다. 그런 다음 여기에 뜨거운 물을 부어 2~3분쯤 우려낸 후 마신다. 이때 말린 당근을 곁들여 먹으면 더욱 좋다.
4) 녹차 위에 이 말린 찔레꽃송이를 띄워 마셔도 된다. 그 색과 향, 맛이 좋을 뿐만 아니라 운치도 있다.
5) 채취하여 손질한 찔레꽃송이를 꿀이나 설탕에 한 달 가량 재워 두었다가 뜨거운 물을 부어 마시면, 그 맛이 더욱 감미롭다.

이 같은 효능을 보면, 찔레꽃차는 특히 여성들을 위한 차라고 할 수 있으며 찔레꽃을 발효시켜 만든 찔레꽃 효소도 여성들에게 여러 모로 이롭다. 더위가 오기 전에 찔레꽃차를 먹으면 여름철 더위를 예방할 수 있다는 이야기도 전해 온다.

찔레나무의 열매는 비타민 C가 많이 들어 있어 신맛이 나며 날것으로 먹기도 한다. 그러나 한방에서는 이것을 영실(營實)이라 하여 비장을 튼튼히 하고, 기의 순환을 도우며, 피를 걸러주어 월경을 순조

| 영실(찔레나무 열매)을 약으로 쓰는 법 |

1) 8~9월경 반쯤 익은 찔레나무의 열매(영실)를 따서 그늘에 잘 말린다. 찔레나무의 열매는 완전히 익은 것보다 반쯤 익은 것이 약효가 더 좋은 것으로 알려져 있다.
2) 이렇게 말린 것을 물에 넣고 달여서 복용하는데, 하루에 10~15그램씩 세 번 복용한다. 영실을 가루로 만들어 먹어도 된다.
3) 영실은 많이 먹으면 설사할 염려가 있다. 비위 기능이 약한 소음인과 체질적으로 장의 기능이 약하고 설사하기 쉬운 태음인은 그 양을 줄여서 복용하는 게 좋다.

롭게 하는 것으로 보고 있다. 그러면서 불면증과 건망증, 소화불량, 신체 허약, 변비, 신장염, 부종, 관절염 등의 약재로 써 왔다.

영실에는 해독 작용도 있어 각종 염증 등에 아주 좋은 것으로 알려져 있다. 특히 영실은 예로부터 여성들의 생리통이나 생리불순을 비롯해서 방광염 등에 좋은 것으로 유명하다. 옛날에는 야뇨증이나 오줌싸개, 소변이 잘 안 나오는 증세가 있는 사람에게 영실을 약으로 쓰기도 했다.

찔레나무의 뿌리는 관절염과 산후 등에 좋다 하여, 이를 캐서 약으로 달여 먹는다.

우리의 옛 여인들은 찔레꽃의 꽃잎은 물론 그 잎사귀와 줄기도 함께 넣어 우려낸 물을 얼굴과 몸에 바르거나 목욕물에 함께 넣어 목욕하기도 했다. 이렇게 우려낸 물을 바르거나 목욕을 하면 종기와 부스럼이 없어지면서 피부가 고와질 뿐만 아니라 미인이 된다고 믿었기 때문이다.

아울러 찔레꽃잎을 잘 말려 이를 빻아 그 가루를 화장품으로 사용하기도 했다. 그야말로 우리의 옛 여인들은 찔레꽃의 향기와 효능을 활용하여 천연 화장수나 화장품을 만들어 사용했던 것이다.

근래에는 찔레꽃을 소금물로 깨끗하게 씻어 소주에 담갔다가 음지에 말린 다음 곱게 가루를 내어 잘 우러나올 수 있는 주머니에 넣어 우려낸 물을 세발, 세안, 목욕물로 사용하기도 한다.

■ 불면증과 신경 질환에 특히 좋은 치자꽃과 치자

7월은 나에게
치자꽃 향기를 들고 옵니다
하얗게 피었다가 질 때는
고요히 노란빛으로 떨어지는 꽃은
지면서도 울지 않는 것처럼 보이지만
사실은 아무도 모르게 눈물 흘리는 것일 테지요

세상에 살아있는 동안만이라도 내가
모든 사람들을 꽃을 만나듯이 대할 수 있다면
그가 지닌 향기를
처음 발견한 날의 기쁨을
되새기며 설렐 수 있다면
어쩌면 마지막으로
그 향기를 맡을지 모른다고 생각하고
조금 더 사랑할 수 있다면
우리의 삶 자체가
하나의 꽃밭이 될 테지요

7월의 편지 대신
하얀 치자꽃 한 송이 당신께 보내는 오늘
내 마음의 향기도 받으시고
조그만 사랑을 많이 만들어
향기로운 나날 이루십시오

7월이 되면, 이해인 수녀가 쓴 「7월은 치자꽃 향기 속에」라는 이 시가 떠오른다. 7월이 되면, 어디선가 향기 그윽한 치자꽃 향기가 초여름의 싱그러운 바람에 실려 오는 것 같은 느낌도 든다.

하얗고 순결해 보이는 모습을 지닌 치자꽃은 그 모양이 마치 술잔과도 같다고 하여, 한문으로 술잔 '치(巵)' 자(字)에 나무 '목(木)' 자를 덧붙여 쓴 치자 '치(梔)' 자를 쓰게 되었다고 하는데, 그 모양이 둥그스름하면서도 아름답고 향기 또한 아주 그윽한 꽃으로 유명하다.

그 향기가 어찌나 좋은지, 인위적으로 만든 그 어떠한 방향제와는 비교할 수가 없을 정도다. 그래서 옛날의 선비나 풍류객들은 술을 마실 때 술잔 속에 하얀 치자 꽃잎을 띄워, 그 그윽하고도 매혹적인 치자꽃 향기를 맡아가며 술을 마시는 풍류가 있었다.

또한 꽈리 열매와 색과 모양이 비슷한 황홍색의 치자나무의 열매는 흔히 치자라 하여, 예로부터 여러 음식물과 옷감 등의 색을 들이는 천연 색소로 널리 이용해왔다. 특히 옛날에는 쌀가루나 밀가루, 녹두가루 등에 치자로 물을 들여 샛노란 색이 나는 파전이나 빈대떡을 만들어 먹기도 하고 밤이나 감자, 단무지 같은 것들을 노랗게 물들이는 데에도 이 치자를 이용했다. 떡이나 과자를 만들 때에도 색깔을 내기 위해 치자가 널리 쓰였다.

한방과 민간에서는 치자가 진정 및 청열(清熱), 이뇨 작용 등을 한다고 해서 두통이나 불면증, 타박상, 신경쇠약, 신열, 소염 등의 약재로 많이 써왔다. 각종 호흡기 질환이나 위장 질환, 당뇨병, 임질, 황달 등의 약재로도 썼다.

치자를 진하게 달여서 먹으면 잠이 잘 오고 불면증이 없어지며, 특히 여성들에게는 젊음과 아름다움을 유지해주고 피부가 거칠어지는 것을 막아준다는 이야기도 전해온다. 그래서 예전에는 불면증에 시달리는 사람이나 보다 아름다워지고 싶은 여인들이 치자 달인 물을 자주 마셨다.

사실 치자에는 잠을 잘 오게 하고 여성들의 젊음과 아름다움을 유지해주는 효능이 있다. 게다가 치자꽃의 그 그윽한 향기는 신경쇠약이나 피로, 스트레스, 그리고 이런 것들로 인한 짜증이나 화, 신경 예민 등을 해소하는 데에도 아주 효과적이다.

체질적으로 보면, 치자는 특히 신경이 예민하고 스트레스에 약하며 이로 인해 각종 신경 질환이나 불면증, 두통, 신경성 위장 질환 등이 잘 생기는 소음인에게 더욱 좋은 '약'이다. 체질적으로 코와 폐의 기능이 약해 각종 호흡기 질환에 약한 경향이 있는 태음인에게도 적합하다.

치자꽃과 치자 열매는 그야말로 버릴 것 하나 없이 우리 인간에게 여러모로 유익한 '약이 되는 식물'이다. 그러므로 집 마당이나 화분에 치자나무를 한번 심어보는 것도 좋을 듯하다.

■ 알싸하게 매운 그 맛 고추

고추는 다른 말로 '고초(苦草)'라고도 하는데, 먹으면 사람의 눈물을 흘리게 할 정도로 맵고 자극성이 강해 '고역스러운 식물'이란 뜻에서 이런 이름이 붙여졌다고 한다.

그래서 예로부터 눈물이 나올 정도로 고통스러운 일을 나타낼 때 흔히 고추(고초)에 비유하곤 했다. 뿐만 아니라 고되고 쓰라리며 눈물 나는 시집살이의 서럽고 구박받는 삶이 고추보다도 더 맵고 가혹하다고 해서 이런 민요도 생겨났다.

형님형님 사촌형님
시집살이 어떱디까
애고애야 말도마라
고초당초 맵다한들
시집보다 더할손가
다홍치마 걸어놓고
들어올적 나아갈적
눈물씻기 다젖었네.

무서운 시어머니와 얄미운 시누이를 비롯한 시집 식구들로부터 무시로 구박받고, 날마다 고된 농사일에 시달리던 옛 여인들의 서럽고 아픈 마음이 잘 묘사되어 있는 민요다.

'시집살이 개집살이 / 앞밭에는 당추(唐楸; 매운 고추의 일종) 뒷밭에는 고추심어 / 고추당추 맵다해도 / 시집살이 더맵더라 / ……' 하는 경북 경산 지방의 민요도 전해온다.

이처럼 고추는 맵고 자극성이 강한 식품이지만 그 맵고 자극적인 맛이 입맛을 돋우어주며, 예로부터 우리의 식생활에서 빠지지 않는 식품이었다. 무더운 여름철에 찬밥을 물에 말아 싱싱한 풋고추를 고추장이나 된장에 꾹꾹 찍어 먹는 맛은 참으로 기막히다. 텁텁한 막걸리에 풋고추를 안주로 먹으면, 맛도 좋고 입안이 개운해진다.

풋고추를 반으로 쪼갠 후 그 속에 으깬 두부와 다진 쇠고기 등을 버무려 넣어서 만든 고추전(煎)도 별미다. 된장찌개에도 풋고추를 송송 썰어 넣으면 그 맛이 더욱 좋아진다.

또한 가을철에 빨갛게 익은 고추를 따서 햇볕에 잘 말린 후 가루로 낸 고춧가루도 김치를 담글 때는 물론 우리의 식생활에서 빼놓을 수 없는 조미료다. 고추장 또한 국이며 찌개 등 음식을 만들 때 양념으로 널리 쓰여왔다.

고추의 매운맛은 그 속에 캡사이신이라는 성분이 들어있기 때문인데, 캡사이신은 기름의 산패를 막아주고 젖산균의 발육을 돕는 작용을 한다. 김치에 젓갈류를 넣게 된 것은 고추가 전래된 이후인 1700년대 말엽부터이며, 이것도 고추 속에 든 캡사이신을 통해 산패를 막아 비린내가 나지 않도록 하기 위한 것으로 여겨진다.

더욱이 고추나 고추장을 적당히 먹으면 위액 분비를 촉진하고 소화 작용을 돕는다. 게다가 혈액순환을 촉진하고 땀이 잘 나오게 하며 기분을 좋게 해주는 역할도 한다. 지방을 분해하고 다이어트에도 좋은 식품이다.

그러나 고추나 고춧가루, 고추장을 많이 먹으면 위염이나 위궤양을 일으키는 등 건강에 나쁜 영향을 끼치기도 한다. 특히 체질적으로 위의 기능이 약한 소음인은 고추나 고춧가루, 고추장 등은 많이 먹지 않는 것이 좋지만, 몸이 냉한 사람이 많은 소음인에게 고추나 고춧가루, 고추장 등은 몸을 따뜻하게 하는 데에는 도움이 된다.

고추는 열성이 강한 식품이므로 체질적으로 비위에 열이 많고 열성 식품이 체질에 부적합한 소양인은 고추나 고춧가루, 고추장, 또는 이러한 것들이 많이 들어간 음식은 적게 섭취하는 것이 좋다.

반면 체질적으로 땀을 많이 흘리는 것이 몸에 이로울 뿐만 아니라 땀을 많이 흘리고 나면 오히려 몸이 개운해지고, 비만인 사람도 많은 태음인에게 고추나 고춧가루, 고추장, 혹은 이러한 것들이 들어간 음식은 여러모로 좋은 면이 있다. 그러나 이러한 것들은 맵고 자극성이 강해 몸에 좋지 않은 면도 있으므로 너무 많이 섭취하는 것은 피해야 한다.

최근에는 재래종 고추보다 덜 맵고 오이 맛이 나며 아삭아삭 씹히는 맛이 좋다는, 풋고추와 피망의 교배종인 '오이 고추'가 우리의 식탁에 많이 오르며 재래종 풋고추를 밀어내고 있다.

비단 고추뿐만이 아니라 요즘에는 순무와 양배추의 교배종으로서 비타민 C가 상추보다 5배나 많다는 콜라비를 비롯해서 물고구마와 호박을 교잡하여 일반 고구마보다 당분과 섬유질이 풍부하다는 호박 고구마 등 여러 채소들의 단점은 보완하고 장점만을 모아 만든 잡종, 이른바 '기능성 교잡 채소'들의 전성시대이기도 하다.

■ 새콤달콤한 맛 살구

경북 상주가 고향인 이웃이 고향에서 가져온 거라며 잘 익은 살구를 좀 가져왔다. 살구는 6월 중순이 제철인데, 주황색을 띠며 먹음직스럽게 생긴 살구를 아주 오랜만에 먹어보니 새콤달콤하며 맛있었다.

우리나라의 중부 이북 지방에서는 옛날에 집 뒷마당에 으레 살구나무 한두 그루가 있었을 정도로 살구나무는 우리와 친숙한 나무였지만 요즘은 많이 볼 수 없게 되었다. 살구 또한 예전에는 많이 먹었으나 요즘에는 수입산 과일 등 다른 과일들에 밀려 사람들이 잘 찾지 않는 것 같다.

살구에 많이 들어있는 유기산은 기력 회복과 에너지 대사, 노화 방지, 식욕 촉진 등에 좋은 역할을 한다. 또한 살구에 함유된 베타카로틴과 비타민 E와 같은 항산화 성분은 뇌 기능에 도움을 줌으로써 치매 예방에도 좋은 것으로 알려져 있다.

살구는 감귤과 같은 노란색 계통의 과일로서 비타민 A가 많아 야맹증을 예방하고 혈관을 튼튼하게 하는 효과도 있다. 게다가 살구는 대장 운동을 촉진하여 변비에도 좋으며 열량이 낮아 다이어트에도 좋은 식품이다.

『동의보감』에는 "행실(杏實: 살구의 과육)은 7월경에 황색 또는 황적색으로 익으며, 성질은 따뜻하고 맛이 시며 약간의 독이 있다. 많이 먹으면 정신이 상하고 힘줄과 뼈가 상한다."라고 기록되어 있다.

살구씨는 한방에서 흔히 행인(杏仁)이라 하는데, 예로부터 진해, 거담, 이뇨, 편도선, 부종, 유선염, 외이도염, 숨이 찬 증세 등의 약재로 많이 써왔다. 특히 살구씨는 폐에 좋은 약재로 여겨 왔으며, 체질적으로 폐의 기능이 약한 태음인에게 더욱 좋은 것으로 본다.

살구씨 가루는 예로부터 피부를 하얗게 해주고 윤기가 나도록 하며, 기미나 주근깨를 없애는 데에도 좋은 것으로 유명하다. 지금도 피부 미용 재료로 살구씨 가루가 많이 쓰인다. 살구씨 가루를 달걀노른자와 함께 섞어 얼굴에 바르면 기미 퇴치에 좋은 것으로 전해온다.

그러나 살구씨에는 아미그달린이라는 독성 물질이 들어있어 먹을때 조심해야 한다. 그래서 한방에서는 살구씨 끝 부분에 특히 많이 들어있는 이러한 독성분을 제거한 후 소량만 약재로 사용한다. 살구씨를 많이 먹게 되면 자칫 구토, 설사, 현기증, 두통 등의 증세가 생길 수 있으며, 심한 경우에는 산소 결핍으로 인한 혼수 상태를 유발할 수도 있다.

살구는 그냥 생과실로도 많이 먹으나 이를 잘 말려서 먹어도 좋고, 살구 잼이나 살구 통조림, 살구 넥타 같은 가공 식품으로 만든 것을 먹어도 좋다.

'살구'라는 이름이 '개를 죽인다'는 의미의 한자어인 '殺狗'에서 유래된 것이라고 알고 있는 사람들도 있는데, '살구'란 순수 우리말이다.

■ 눈 건강에 특히 좋은 당근

예로부터 '눈(眼)은 마음의 창'이라고 한다. '몸이 만 냥이면 눈이 구천 냥'이라는 옛말도 있고, '눈은 곧 아름다움의 상징'이란 말도 전해 온다. 그만큼 눈이 우리 인체에서 차지하는 비중이 크고 중요하다는 뜻이다.

그런데 현대인들은 옛사람들보다 눈이 더 많이 피로해지고 나빠지기 쉽다. 특히 요즘에는 컴퓨터나 스마트 폰, 혹은 휴대폰 같은 것들을 장시간 들여다보는 사람이 많아 눈이 더욱 피로해지고 나빠질 뿐만 아니라 두통이 생기고, 목이나 어깨가 아프며 학습 능률이나 작업 능률이 저하된다는 사람도 적지 않다.

한의학에서는 눈을 인체 속의 오장(五臟; 폐장, 심장, 간장, 신장, 비장)의 정기가 모이는 곳으로 보고 있다. 이 눈에 정기가 넘쳐야만 몸도 건강한 것으로 여긴다. 눈이 맑고, 빛나고, 생기가 넘쳐야만 몸 안의 여러 기관 또한 좋은 것으로 보는 것이다.

눈은 인체의 오장 중에서도 특히 간장과 밀접한 관련이 있다고 본다. 따라서 간장에 어떤 이상이 있으면 눈이 맑지 못하고 흐려지거나 누렇게 되고, 눈이 빨리 피로해지는 등 눈의 모습이나 상태가 나빠지기 마련이다.

또한 밝고 선하고 아름다운 마음, 그리고 건강한 몸이 '몸과 마음의 창문'이라는 눈을 통해 드러난다. 그래서 예로부터 눈을 보면 그 사람의 속마음을 비롯해서 그 마음의 상태, 건강 상태 등을 파악할 수 있다고 했다.

『맹자(孟子)』에도 이런 말이 나온다.

"사람을 살피는 데 눈동자를 살펴보는 것만큼 좋은 것은 없다. 눈동자는 그 사람의 악함을 은폐하지 못한다. 마음속이 올바르면 눈동자가 밝고, 마음속이 바르지 못하면 눈동자가 어둡다. 따라서 그 사람의 말을 들으면서 그의 눈동자를 살펴보면, 어찌 그 내심(속마음)을 숨길 수 있으랴."

사람들은 흔히 자신의 속마음을 잘 드러내지 않는 법이지만, 그의 눈동자를 유심히 잘 살펴보면 그가 선한 사람인지 악한 사람인지, 그의 흉금이 어떤 것인지를 어느 정도 알 수 있다는 뜻이다.

'눈은 마음의 창'이니, '눈은 마음의 누설자' 또는 '눈은 말 없는 웅변'이니 하는 말들이 전해오는 것도, 사람의 속마음이 눈을 통해서 곧잘 드러나기 때문이다. 그래서 우리는 어떤 사람을 처음 만나게 되면, 무의식중에 그 사람의 눈부터 살피는 수가 많다. 그러면서 순간적으로 이 사람이 선한 사람인지 악한 사람인지, 성질이 온순한지 독한지, 마음이 따뜻한 사람인지 차가운 사람인지, 혹은 나에게 해를 끼칠 수 있는 사람인지 도움이 될 수 있는 사람인지 등을 나름대로 가늠해보는 속성도 있다.

처음 보는 사람에 대한 본능적인 파악과 경계 심리, 자기 보호 심리 등에서 비롯되는 것이다. 그리고 여기에다 자신이 이제까지 만나고 겪었던 사람들에 대한 경험도 보태어 상대방을 파악하고 판단하는 수가 많다.

비단 속마음뿐만이 아니라 그 사람의 인품이나 성격, 건강 상태, 나아가서는 질병의 유무나 병명까지도 눈을 통해 능히 엿볼 수 있다.

이처럼 중요한 눈의 건강을 위해서는 여러 가지 방법이 있지만, 특히 눈의 피로를 덜어주고 눈이 나빠지는 것을 방지하며 눈 건강을 회복시키는 데 효과적인 식품들을 자주 섭취하는 것이 바람직하다. 이를테면 당근을 비롯해서 시금치, 구기자, 결명자, 차조기 잎, 사과, 바나나, 굴, 전유, 자연 치즈, 달걀, 고등어 등의 생선, 귤, 레몬, 감자 등과 같은 것이다.

이 중에서도 당근은 특히 눈에 좋은 식품으로 아주 유명한데, 당근에는 동물의 간과 비슷할 만큼의 비타민 A가 많이 들어있어 시력을 좋게 하고 눈의 피로를 풀어주며 야맹증을 예방 및 개선하는 효능이 있는 것으로 알려졌다. 이 비타민 A는 피로와 스트레스 해소에도 도움이 되며 신경의 흥분과 초조감, 불안감을 없애주는 역할도 한다. 당근에는 비타민 B_1과 B_2, 비타민 C 등도 들어있으며, 칼슘과 마그네슘, 철 등도 고루 들어있다.

게다가 당근은 빈혈 예방 및 조혈(造血) 작용, 혈액순환 촉진, 이뇨 작용 등을 하며 각종 병균에 대한 저항력 강화, 각막 건조증, 변비, 부종, 노화 방지, 다이어트, 각종 암의 예방 등에도 좋은 식품이다. 더욱이 혈압과 혈당, 혈중 콜레스테롤 수치를 낮춰 고혈압, 당뇨병 등

성인병을 예방하는 효과도 있다.

이런 점에서 당근은 특히 체질적으로 살이 찌기 쉽고 고혈압, 심장질환, 암과 같은 각종 성인병에 약하며 변비나 혈액순환 장애도 잘 생기는 태음인에게 가장 좋은 식품이 된다. 신경이 예민하고 불안감, 초조함에 잘 시달리며 변비와 빈혈도 잘 생기는 소음인 체질에도 적합한 식품이며, 소양인과 태양인에게도 역시 좋은 식품이다. 체질과 상관없이 누구에게나 다 좋은 식품인 셈이다.

그러나 당근에는 비타민 C를 파괴하는 효소(아스코르비나아제)가 들어있어, 다른 야채와 섞어 먹으면 자칫 그 야채에 들어있는 비타민 C를 파괴할 염려도 있다. 따라서 당근을 다른 야채나 과일 등과 섞어서 요리하거나 주스 등을 만들 때에는 야채나 과일의 비타민 C의 파괴를 막아주는 역할을 하는 식초나 레몬즙을 약간 곁들이는 것이 좋다.

또한 당근에 들어있는 비타민은 지용성(脂溶性; 기름에 녹는 성질)이기 때문에 물에 녹지 않고 가열해도 분해하지 않는 성질이 있다. 따라서 생당근을 먹는 것보다는 기름으로 살짝 볶아 먹는 것이 한결 흡수가 잘 된다.

당근의 원산지는 중동·아시아이며, 우리나라에는 13세기경 중국을 통해서 전래된 것으로 보고 있다. 중국 당나라에서 들어와 당근(唐根)이라는 이름이 붙었다는 이야기도 있다.

당근에 관한 다음과 같은 재미있는 이야기도 전해진다.

제2차세계대전 당시 독일 공군은 한때 영국의 런던을 비롯한 여러

지역에 폭격기와 전투기를 보내 무차별 공습을 하는 등 승승장구했다. 그러나 전쟁이 계속되면서 독일 공군은 점차 약해졌다. 특히 야간 공중전에서는 독일 공군기들이 영국 공군기들에 의해 갈수록 많이 격추되었다. 그야말로 야간 공중전에서만큼은 독일 공군기들이 영국 공군기들의 '밥'이었던 셈이다.

독일 공군의 조종사들 사이에서는 영국 공군의 조종사들이 눈에 좋은 당근을 많이 먹고 시력이 좋아져 야간 공중전 능력이 강해졌기 때문이라는 소문이 나돌았다. 이와 함께 독일군의 첩보국에는 영국 공군의 조종사들이 식사 때마다 당근이 든 음식을 많이 먹는다는 정보도 들어왔다.

이에 독일 공군은 조종사들에게 당근을 많이 먹도록 지시했고, 독일 공군의 조종사들은 식사 때마다 당근으로 만든 음식을 많이 먹기 시작했다. 특히 야간 출격을 나가기 전에는 반드시 당근을 먹도록 조종사들에게 지시했는데, 이렇게 하면 야간 시력이 좋아져 야간 전투 능력이 향상될 것으로 기대했기 때문이다.

그런데 이 같은 기대와는 달리, 독일 공군의 조종사들이 전보다 당근을 많이 먹기 시작했음에도, 야간 공중전에서 번번이 영국 공군에게 당하기만 하는 것이었다. 나중에야 그 이유가 당시 새로 발명된 레이더 때문이라는 것을 알게 되었다. 즉, 영국 공군은 새로 개발된 레이더를 이용하여 야간 공중전에서 승전을 거듭하고 있었지만 이를 숨기기 위해 독일군 첩보국에 영국 공군의 조종사들이 당근을 많이 먹는다는 거짓 정보를 슬쩍 흘렸던 것이다.

■ 중국인들도 즐겨 찾는 한국산 유자차

예로부터 우리나라에서는 겨울철이 되면, 유자로 만든 유자차나 유자를 꿀에 재워서 만든 유자청을 자주 먹었다. 겨울철에 흔한 감기의 예방 및 퇴치에 유자가 좋다고 보았기 때문이다.

'동짓날에 유자탕으로 목욕을 하고 유자차를 마시면, 1년 내내 감기에 걸리지 않는다.'는 말도 전해온다. 그만큼 유자가 겨울철에 더욱 좋은 식품이며, 특히 감기에 아주 좋다는 것이다.

유자에는 비타민 C가 귤의 3배 이상이나 많이 들어있어 겨울철의 추위나 감기, 피부 미용에 좋다. 더욱이 유자에 많이 들어있는 비타민 C는 강력한 항암 효능이 있는 것으로 밝혀졌으며, 고혈압이나 동맥경화 등과 같은 성인병에도 좋은 효능을 발휘한다.

유자에 모세혈관을 튼튼하게 해주고, 소화액의 분비를 촉진하며, 피로 회복에 좋은 성분이 많다는 사실도 밝혀졌다. 특히 유자에 풍부한 구연산은 피로 회복과 소화액의 분비 촉진에 아주 좋은 역할을 한다. 따라서 유자차나 유자청은 겨울철에 흔한 감기의 예방 및 퇴치에 좋은 것은 물론 겨울철의 운동 부족이나 활동 부족으로 인한 소화불량과 겨울철 피로에도 제격이다.

또한 옛사람들은 "술을 마시고 나서 유자차를 마시면, 술도 빨리 깨고 주독 해소에도 아주 좋으며 피로감도 빨리 없어진다."라고 했는데, 이것도 유자의 여러 가지 성분과 효능으로 볼 때 충분히 타당성이 있는 것이다. 술자리가 많은 연말연시에는 유자차나 유자청을 필히 준비해뒀다가 음주 후에 꼭 드시길 권한다.

배와 유자를 채로 썰어 꿀에 재워두었다가, 이것을 오미자 우려낸 물에다 넣고 잣이나 빨간 석류 몇 알을 띄운 '배·유자화채'라는 전통 음료도 있다. 이 배·유자화채는 옛날에 아주 귀한 화채로 대접받았는데, 그 모양도 멋있고 운치가 있으며 맛도 좋을 뿐만 아니라 건강에도 아주 좋기 때문에 귀한 손님이 올 때 내놓던 화채다. 특히 이 화채는 과음 후에 생기기 쉬운 갈증과 숙취 제거에 아주 좋으며 기침·천식·소화불량·변비·소갈증(당뇨병) 등에도 좋다.

체질적으로 볼 때에는 특히 감기와 기침, 천식, 고혈압, 동맥경화 등에 약하며 과음하는 경향마저 있는 태음인에게 더욱 적합하다.

요즘은 중국 사람들도 우리나라 유자차가 좋다며 많이 찾는다는데, 한국인으로서 어찌 기분 좋은 일이 아니겠는가.

■ 겨울철 건강에 특히 좋은 오과차

예로부터 우리나라에서는 겨울철 건강에 좋은 차들 중의 하나로 오과차(五果茶)를 꼽아왔다. 오과차란 이름 그대로 오과(五果), 즉 호두, 은행, 밤, 대추, 그리고 생강, 이 다섯 가지 과실 또는 약재류를 물에 함께 넣고 끓여서 만든 우리의 전통차를 말한다.

이 오과차는 특히 겨울철만 되면 감기를 달고 사는 사람이나 기관지염, 기관지 천식 같은 호흡기 질환으로 고생하는 사람, 기침을 자주 하는 사람, 또는 몸이 약하거나 면역력이 약한 노인이나 어린이, 허약자, 병자 등에게 더욱 좋은 차로 알려져 있다.

사상의학적인 측면에서 본다면, 이 오과차는 체질적으로 폐와 대장, 피부와 코의 기능이 약할 뿐만 아니라 이로 인해 감기나 기관지염 등과 같은 호흡기 질환과 두드러기 및 각종 피부 질환에도 약한 체질인 태음인에게 더욱 좋은 차다.

오과차에 들어가는 은행은 폐기(肺氣)를 도와주고 기침과 천식을 다스리는 식품으로 유명하다. 호두는 한방에서 예로부터 진해제 및 자양 강장제로 많이 써온 식품이자 약재로서 특히 폐의 기능을 보강하고 기침과 담을 없애주며 정력 증진과 노화 방지, 자양 강장, 피부 미용에 좋은 것으로 평가받고 있다. 게다가 대추도 폐의 기능을 도와주고 기침을 멈추게 하는 데 좋은 식품이다. 그리고 생강은 기침을 다스리고 거담과 진해 작용을 하며 감기에도 아주 좋은 식품으로 널리 알려져 있다.

오과차에 들어가는 이런 재료들이 지닌 약효만 보더라도 감기를 비롯한 각종 호흡기 질환, 피부 질환 등에 약한 태음인에게 오과차가 더욱 좋다는 것은 금방 알 수 있는 일이다.

또한 오과차는 체질적으로 비위의 기능이 냉하고 허약하여 잔병치레가 많고 추위도 잘 타 감기나 외한증(추위 타는 병)에 잘 걸리는 소음

| 오과차 만드는 법 |

호두 10개, 은행 15개, 생률 10개(껍질째), 대추 10개, 생강(또는 모과) 1개에 물 3컵을 약탕기에 함께 넣고 센 불에서 끓이다가 끓기 시작하면 뭉근한 불에 푹 달여서 반 정도로 줄었을 때, 체로 밭쳐서 마신다. 꿀을 타서 마셔도 좋고 잣을 띄워 마셔도 좋다.

인에게 아주 좋은 차다. 특히 오과차에 들어가는 대추나 생강은 모두 몸을 따뜻하게 해주는 열성 식품이면서 감기나 기침 등에도 좋은 식품이므로 오과차는 소음인에게 여러모로 이로운 건강 차다.

추운 겨울철, 겨울철 건강에 특히 좋은 오과차를 직접 만들어 가족과 함께 수시로 마시도록 권한다.

■ 저승 갈 때도 먹는다는 밤

예로부터 추석이나 설 같은 때의 차례상이나 제사상에는 밤이 빠지지 않고 꼭 오른다. 그 이유에는 여러 가지가 있지만 가장 큰 이유는, 밤이 죽은 자들에게 꼭 필요한 음식으로 보았기 때문이다.

옛사람들은 죽은 자들이 저승에 가면서 노잣돈이 필요하듯이 저승길에는 먹을 음식 또한 필요하다고 생각했다. 그러면서 죽은 자들이 저승에 가면서 가장 먹기 편한 음식을 밤으로 여겼다.

요즘 같은 비상식량이나 즉석 요리 제품이 없던 옛날에는 밤이야말로 저승길 가다가 배가 고프면 아무 때고 껍질을 까서 먹을 수 있는, 휴대하기에도 편하고 즉석에서 먹기에도 좋은 간편 식품으로 생각했던 거다. 게다가 밤은 장기간 보관할 수 있고 쉽게 부패하지 않으므로 머나먼 저승길을 가면서 먹기에 더욱 적합하다고 보았다. 심지어 저승에 가서도 밤을 먹는다고 생각했다.

『한서(漢書)』「동방삭전(東方朔傳)」에 보면, '동방삭이 죽었다가 1년 만에 살아서 다시 돌아온 적이 있는데, 그는 저승에서 오로지 밤만 먹고 살았다'는 기록도 나온다.

이 같은 이유들로 인해 예전에는 사람이 죽으면 그 무덤에 으레 밤을 함께 묻어주곤 했다. 또한 제삿날에는 물론 추석이나 설의 차례상에도 밤을 빠뜨리지 않았다. 옛 무덤에서 밤이 자주 출토되는 것도 바로 이러한 이유에서다. 즉, 저승길 갈 때나 저승에 가서도 굶주리지 말고 밤을 먹으라는 뜻에서 밤을 무덤 속에 함께 넣어주었던 거다.

밤의 껍질을 벗겨낸 후 그 알맹이만 물에 불린 후에 강판 같은 것에 곱게 갈아 체로 거른 다음 쌀가루를 함께 넣어 뭉근한 불에 끓인 죽을 밤암죽이라 한다. 우유가 부족하던 옛날에는 산모가 젖이 모자라면 흔히 이 밤암죽을 쑤어 아이에게 먹였다. 밤암죽은 환자나 노인, 허약자 등에게도 좋은 음식으로 여겼는데, 이는 밤이 소화가 잘 되고 위장에도 이로우며 여러 가지 영양 성분이 많다고 보았기 때문이다. 실제로 밤의 당분에는 위장을 튼튼하게 해주는 성분이 있어 오랫동안 섭취하면 위장 기능과 소화력 증진에 도움이 된다고 한다.

밤의 속껍질을 율피(栗皮)라고 하는데, 잘 으깬 다음 꿀에 섞어 얼굴에 바르면 피부의 주름 제거에 효능이 있고, 겉껍질은 율각(栗殼)이라고 하는데, 피가 섞인 변을 볼 때나 코피가 날 때 달여서 먹으면 효과가 있다고 한다. 날밤은 또 술안주로서도 적합한데, 날밤 속에 풍부하게 들어있는 비타민 C가 알코올을 분해, 산화시키는 작용을 도와줘 숙취 해소에도 좋다고 한다.

이렇게 밤은 버릴 게 하나도 없는데, '밤 세 톨만 먹으면 보약이 따로 필요 없다.'는 말이 있을 정도로 밤에는 단백질, 무기질, 탄수화물, 지방, 비타민 등의 5대 영양소가 균형 있게 들어있어 여러모로 건강에 좋은 식품이다. 밤에는 특히 항산화 영양소인 베타카로틴과 비타민 C가 다른 견과류에 비해 상당량 함유되어 있어, 피로 회복과 원기 회복, 노화 예방, 피부 미용, 감기 예방 등에 효과가 좋다.

최근 산림청이 강원대학교에 의뢰한 연구에 따르면, 밤은 다이어트는 물론 면역력 강화와 혈관 및 심장 질환에도 효과가 있는 것으로 확인되었다고 한다.

제 3 부

좋은 식생활이
건강한 삶을 만든다

■ 진정한 명의는 주부다

음식은 우리가 살아가는 데에 꼭 필요한 것이다. 우리의 생명을 유지해주고 건강을 좌우하며 각종 질병을 예방 및 퇴치해주는 역할도 하는 것이 바로 음식이기 때문이다.

음식은 우선 허기를 없애주고 '먹는 즐거움'을 안겨주며 인간 간의 화목과 친밀, 보다 끈끈한 인간관계를 만드는 데에도 아주 중요한 역할을 한다. 그래서 인간의 삶은 예로부터 음식을 중심으로 이루어져 왔고, 음식을 통한 문화 또한 발달했다. '음식이 곧 생명이다', '인간의 행복은 밥상에서 나온다'는 말들이 나온 것도 음식과 식생활이 지닌 그 소중한 가치와 중요성 때문이다.

『논어(論語)』나 『맹자(孟子)』 같은 고전에서도 음식이나 식생활, 혹은 음식 문화의 가치와 중요성에 대해 자주 언급하고 있다. 이를테면 『맹자』에서는 "식색(食色, 식욕과 색욕)은 성(性, 본성)이다. …… 음식을 구하는 것과 여자를 좋아하는 것은 인간의 본성이다."라고 했다.

『예기(禮記)』에서는 "무릇 예(禮)의 시초는 음식에서 시작된다."라고 했는데, 식생활이야말로 모든 인간사의 근본인 동시에 모든 예의의 기본이 된다는 뜻에서 나온 말이다.

더욱이 우리의 선조들은 예로부터 '식보(食補, 좋은 음식을 먹고 원기를 보하는 것)'를 건강 장수의 비결로 여겨 왔다. 음식과 식생활은 이처럼 인간의 삶에서 여러모로 중요한 역할을 해온 만큼 음식을 만드는 사람, 특히 가정에서 음식을 주로 만들어온 주부는 더없이 중요한 역할을 하고 있다고 해도 결코 과언이 아니다.

사실 주부가 만드는 음식은 그 가족 모두에게 '먹는 즐거움'을 선사한다. 아울러 주부가 만드는 음식에 따라 가족 모두의 건강은 물론 수명까지도 좌우된다. 주부가 평소 어떤 음식을 밥상 위에 자주 올리느냐에 따라 그 가족이 어떤 질병에 잘 걸리기도 하고, 질병을 예방 및 퇴치할 수도 있다. 주부가 차리는 밥상이 얼마든지 '약'이 될 수도 있고, 가족 건강을 해치는 '독'이 될 수도 있는 것이다.

그래서 중국 한(漢)나라 말기의 전설적인 명의(名醫)로 일컬어지는 화타(華陀)도 일찍이 이런 말을 했다.

"진정한 명의는 가족의 음식을 만드는 그 가정의 주부다."

"아내 얻기에 따라 남편의 수명이 달라진다."라는 옛말도 있다. 우리는 흔히 '인명은 재천', 즉 '사람의 목숨은 하늘에 달려 있다.'고 말하지만, 어쩌면 인명은 주부의 손에 달린 것인지도 모른다.

옛날 중국 주(周)나라 초기에 주공(周公)이 지은 것으로 알려져 있는 『주례(周禮)』의 「천관(天官)」 편에는 각종 병을 치료하는 의원의 전문 분야를 식의(食醫, 식이요법을 행하는 의사), 질의(疾醫, 내과 의사), 양의(瘍醫, 외과 의사), 수의(獸醫, 동물을 치료하는 의사) 등으로 구분하여 기록하고 있다.

그런데 그 당시 이 전문의들 중에서도 식의가 질의나 양의, 수의 등보다도 가장 우대를 받았다. 그 이유는 식의가 하는 일, 즉 음식으로 각종 질병을 예방 및 치료하는 것을 가장 바람직하게 여겼기 때문이다.

그래서 중국에서는 예로부터 '식의 제도'를 두고 왕과 왕족, 그리고 귀족 등의 음식 및 영양 관리를 하도록 하는 한편 이들에게 어떤 병이 생기거나 건강이 나빠지면 우선 식의를 통해 이를 치료하고 식생활을 개선하도록 했다.

오늘날 주부가 해야 하는 일도 옛날 중국에서 식의가 하던 일과 다를 바 없다. 즉, 주부가 가정에서 가족을 위해 해야 할 역할이 곧 과거 식의가 하던 역할과 같다고 할 수 있는 것이다. 그만큼 주부의 역할과 책임은 실로 크고 막중한 것이다. 그런데도 많은 주부들이 자신의 일을 대수롭지 않게 여기거나 '식의'로서 역할을 제대로 하지 못하고 있다.

음식의 소중함이나 가치, 식생활의 중요성, 혹은 음식을 만드는 주부의 역할과 책임 등에 대해서는 잘 알고 있으면서도 막상 음식을 만들 때에는 가족의 건강에 이롭지 못한 음식들을 자주 만드는 주부들도 적지 않다. 심지어 음식을 만드는 데 시간이 많이 걸리고 번거롭다는 이유로, 바쁘다는 이유로, 또는 자신의 편리함만을 생각해, 그리고 가족이 그런 음식들을 좋아한다는 이유 등으로 가족 건강에 해로운 음식을 자주 내놓는 주부도 꽤 있다.

이를테면 라면이나 햄, 소시지, 통조림, 햄버거, 피자, 치킨 같은 인스턴트식품이나 각종 첨가물이 많이 들어간 가공 식품, 화학조미료가 많이 들어간 음식 등을 밥상 위에 자주 올려놓는 주부나 자녀들에게 콜라나 사이다를 비롯한 각종 가공 음료, 사탕, 과자류, 초콜릿 같은 것들을 자주 먹이는 주부들이 그렇다. 육류로 된 음식이나 너무 맵거나 짠 음식, 불에 탄 음식, 너무 뜨겁거나 찬 음식, 기름기가 많은 음식이나 튀김류, 오염된 재료로 만든 음식들을 자주 밥상 위에 내놓는 주부도 다를 바 없다.

주부는 대개 가족이 맛있게 잘 먹을 수 있는 음식을 만들기 위해 신경을 많이 쓴다. 그러나 가족의 건강을 보다 많이 생각하는 현명한 주부라면 가족의 건강 상태와 질병의 유무, 보유하고 있는 질병의 종류 및 특성과 그에 적합한 식품이나 음식, 가족의 비만 여부와 영양 상태, 식성과 식생활 습관, 체질 및 기질적 특성, 성격의 장단점, 질병에 관한 유전적 요인이나 질병의 가족력, 가족의 직업이나 하는 일, 거주 환경, 운동량, 나이 등을 세밀히 살피고 이를 충분히 고려한 후 이에 가장 적합한 식단을 꾸며야만 한다. 이 모든 것들이 섭취하는 식품이나 음식과 밀접한 관련이 있거나 적지 않은 영향을 끼치기 때문이다.

또 이를 위해서는 각 식품이나 음식이 지닌 특성과 효능, 단점과 부작용을 비롯해서 가족의 건강 상태나 보유하고 있는 질병과 식품 및 음식과의 상관관계, 식품 및 음식과 가족의 체질과의 연관성 등도 자세히 알아두고 공부할 필요가 있다. 그런 다음 이 모든 것을 종합적으로 고려하여 식단을 짜고, 가족에게 가장 적합하다고 판단되는 음식을 만들어 내놓아야만 한다.

이를테면 가족 중에 살이 찐 사람이 많고 태음인 체질을 지닌 사람이 많다면, 육류 음식이나 맵고 짠 음식은 가급적 피하고 채식 및 해조류 위주의 식단을 마련하는 것이 좋다. 그러면서 태음인 체질에 생기기 쉬운 고혈압과 당뇨병, 각종 호흡기 질환과 폐 질환, 심혈관 질환, 알레르기와 피부 질환 등에 이로운 신선한 야채류와 해조류, 콩, 현미, 율무, 수수, 도라지, 양파, 무, 호박, 당근, 마(산약), 은행, 버섯, 두부 등으로 만든 음식들을 자주 밥상 위에 올려놓는 것이 바람직하다.

만일 가족 중에 비위와 소화 기능이 약하고 몸이 찬 편이며 배탈이나 설사가 잘 생기는 체질인 소음인이 많다면, 차가운 음식이나 소화가 잘 안 되는 음식, 혹은 너무 맵거나 자극성이 강한 음식은 가급적 피하고 쑥이나 달래, 부추, 씀바귀, 호박, 찹쌀, 좁쌀, 버섯류 등과 같은 식품들로 만든 음식들을 밥상 위에 자주 올리는 것이 좋다.

경우에 따라서는 가족의 체질에 따라 각기 다른 음식을 차리거나 같은 음식이라도 그 속에 들어가는 재료의 일부를 달리하는 수고도 아끼지 말아야 한다. 의사가 환자의 병세나 체질 등에 따라 각기 다른 약을 처방하듯이 가정의 '식의'인 주부 또한 그렇게 해야 하는 것이다.

"자기가 먹는 음식이 자기를 만든다."라는 옛말이 있지만, '주부가 만든 음식이 가족 건강을 만든다'고 해도 결코 지나친 말이 아님을 명심하고 이를 식생활에 적극 실천했으면 좋겠다.

■ 음식으로 자기 병을 고치고 장수한 손사막

중국 당(唐)나라 초기 때의 명의로서 인간의 생명을 천금(千金)보다 소중히 여겼던, 참된 의인(醫人)으로 칭송받는 손사막(孫思邈).

손사막은 어렸을 때부터 독서를 즐겼는데, 특히 노장백가(老莊百家)의 설(說)에 조예가 깊었으며, 불전(佛典)에도 능통했다. 하지만 그는 어렸을 때 몸이 약하고 병이 많아 그야말로 약을 입에 달고 살았다. 심지어 그의 탕약 마련을 위해 부모는 가산을 다 썼을 정도였다.

이에 그는 자신의 병은 자신이 고쳐보겠다는 생각으로 18세 때부터 의술을 공부하기 시작했다. 이후 그는 고대로부터 전해오는 많은 의학서들을 공부하고 의술을 익혀 의술에도 능통하게 되었다.

또한 이렇게 배우고 익힌 의술로 많은 병자들을 치료해주었는데, 그는 병자들을 대할 때 빈부귀천을 따지지 않고 누구나 차별 없이 똑같이 대했다. 그야말로 남자와 여자, 부자와 가난한 자, 권력이 있는 자나 없는 자, 늙은이나 어린이, 심지어는 노비나 변방의 오랑캐까지도 차별을 두지 않고 모두 다 똑같은 병자로서 대했다.

왕진을 갈 때에는 행로(行路)나 시간, 기후 조건 등을 따지지 않고 언제, 어느 때건 서슴없이 환자를 찾아 나섰다. 환자의 고통을 자신의 고통처럼 여겼기 때문이다. 먼 곳에서 찾아온 병자는 자기 집에서 유숙시키면서 친히 약을 달여 먹이는 등 가족과 똑같이 대했다.

그는 재물이나 명리를 구하지 않았다. 때문에 그는 당 태종이 그를 높이 등용하려 했지만 이를 사양했고, 당 고종이 그를 어의(御醫)로 간절히 불렀으나 이 역시 고사한 채 오로지 민중들의 병을 치료하는 일에만 진력했다.

이와 함께 그는 자신의 오랜 임상 경험과 해박한 의술 등을 바탕으로 일생 부지런히 많은 의서(醫書)를 집필했다. 그 대표적인 것이 『비급천금요방(備急千金要方)』 30권과 『천금익방(千金翼方)』 30권인데, 이 의서들에서 그는 비단 의술뿐만이 아니라 의가(醫家)의 윤리까지도 논설하고 있다.

지금까지도 전해오는 이 의서들은 흔히 중국 최초의 완벽한 임상 의학 백과사전으로 일컬어지며, 아울러 중의학 발전에도 지대한 공헌을 했다.

『비급천금요방』과 『천금익방』을 합해서 보통 『천금방(千金方)』이라 부르는데, 손사막이 이처럼 자신의 책 이름에 '천금'이라는 말을 붙인 데에는 그만한 이유가 있었다. 즉, '인간의 생명을 천금보다 소중하게 여긴다'는 뜻에서 손사막은 자신의 의서에 '천금'이라는 말을 넣었던 것이다.

중국 사람들이 지금도 손사막을 가리켜 '약왕(藥王)'이라 칭송하며 중국 각지에 그를 기념하는 사당(祠堂)이 있는 것도 인간의 생명을 천금보다도 소중히 여겼던 그를 대대로 기리기 위한 것이다.

손사막은 분명히 약과 침술로 병자들을 치료하는 의원이었음에도 약을 통한 치료보다는 올바른 식이요법을 통한 치료를 더욱 중시했다. 우선 그 자신이 의원으로서 약을 잘못 썼을 경우의 부작용과 약재에 숨겨져 있는 독성 등에 대해 너무나 잘 알고 있었기 때문이다.

아울러 그는 약의 지나친 복용이나 남용이 건강에 나쁘다는 사실도 잘 알고 있었다. 더욱이 그는 자신이 어렸을 때 몸이 약하고 병이 많아 그의 부모가 자신의 탕약 마련을 위해 가산을 다 썼던, 가슴 아픈 기억도 갖고 있었다.

때문에 그는 약에 비해 부작용이 적고 성질이 순탄하며 값도 싸고 구하기도 쉬운 갖가지 식품이나 음식물 속에 들어있는 좋은 약성을 통해 건강을 지키고 각종 질병을 예방 및 퇴치하는 것이 가장 바람직하다고 여겼다.

그래서 그는 이런 말을 했다.

"병자에게 식이요법을 잘 하도록 하는 의원이 약을 잘 쓰는 의원보다도 훌륭한 의원이다. 어떤 병에 약을 쓰는 것은 마치 전쟁에서 군사를 쓰는 용병술과도 같은 것인데, 만일 약을 잘못 쓰게 되면 병이 낫지도 않을 뿐만 아니라 오히려 화를 초래할 수도 있다. 그러므로 모든 의원들은 이 점을 깊이 명심해야 한다."

그러면서 그는 이런 말도 덧붙였다.

"음식물로 먼저 치료에 임한 후에 낫지 않으면 비로소 약을 사용하라."

그는 또 "안생지본 필자우식(安生之本 必資于食)"이라고 했는데, 이 말은 곧 "사람이 (병 없이) 평안하게 생활하는 것의 근본은 음식에 있으며, 음식을 모르는 사람은 생존할 수 없다."라는 뜻이다.

　우리는 어떤 음식을 먹느냐에 따라서 인체의 오장육부가 편안해지기도 하고, 그렇지 못하기도 한다. 또한 먹는 음식에 따라 몸 안에 나쁜 기운이 쌓이거나 병이 생기기도 하고, 이와는 반대로 몸 안의 나쁜 기운이나 독성 물질이 배출되며 건강해지고, 각종 질병을 예방 및 퇴치하기도 한다.

　동양에서는 예로부터 '의식동원(醫食同源)'이란 말이 전해오는데, 이 말은 '의약과 음식의 근원은 같다'는 뜻으로써, 의약과 음식은 인간의 건강과 각종 질병의 예방 및 퇴치에 궁극적으로 같은 역할을 한다는 것이다.

　'밥상이 보약'이란 말도 있고, '자기가 먹는 음식이 자기를 만든다'는 말도 있다. 그만큼 우리가 먹는 음식이 중요하다는 것이다.

　그리스가 낳은, 세계적인 의성(醫聖)으로 불리며 '현대 의학의 시조'라고 할 수 있는 히포크라테스도 일찍이 '음식으로 고치지 못하는 병은 의사도 고치지 못한다'고 했다. 손사막과 마찬가지로 히포크라테스 또한 약보다는 좋은 음식이나 식품을 통한 자연 치유 요법이 가장 좋다는 것을 역설했던 것이다.

　어렸을 때부터 몸이 약하고 병이 많았던 손사막은 건강을 되찾고 난 이후 101세까지 건강하게 장수했다. 놀라운 일이 아닐 수 없다. 그가 이처럼 건강하게 장수할 수 있었던 비결 중의 첫째는, 스스로

의학을 공부하여 약과 식이요법을 통해 자신의 질병을 치료하고 난이후에도 식이요법을 꾸준히 실천했기 때문이다.

그는 질병과 음식 및 식품 간의 상관관계는 물론 어떤 음식이나 식품이 건강과 보유하고 있는 질병에 미치는 영향, 그리고 약이 될 수 있는 음식이나 식품이 무엇인지를 끊임없이 살피고 연구하며 이를 자신의 실생활을 통해 적극 활용했던 것이다.

이와 함께 그는 선인들이 남긴 갖가지 양생법(養生法)들을 배우고 익혔을 뿐만 아니라 꾸준한 수련을 통해 이를 실천함으로써 스스로의 건강을 지켰다. 특히 그는 양생법의 하나로서 유순하고 안정적으로 정기(靜氣)를 기르는 정양법(靜養法)을 오랫동안 실행하여 건강 장수에 큰 도움을 받은 것으로 알려져 있다.

그는 정신이나 마음가짐이 인체의 건강에 미치는 영향도 아주 클뿐만 아니라 올바른 정신이나 좋은 마음가짐을 통해 각종 질병을 예방 및 퇴치할 수 있다고 확신했다. 아울러 그는 정신의 허약이나 나쁜 마음가짐은 곧 갖가지 질병을 초래하는 원인이 될 수 있다고 확신했다.

때문에 그는 육체의 건강과 질병의 예방 및 퇴치를 위해서는 평소 올바른 정신과 좋은 마음가짐이 반드시 필요하다고 역설했다. 이에 관한 그의 견해나 주장은 많지만, 그중 몇 가지만 살펴보면 다음과 같다.

"적게 생각하고, 적게 바라고, 적게 욕심을 내라. 과로와 분노, 미움,

적개심, 흥분, 악행 등을 피하라."

"망령된 행동을 하지 말고, 마음으로도 망령된 생각을 갖지 마라."

"지나친 걱정과 많은 잡념은 정신을 상하게 하고, 지나친 흥분이나 분노 또한 건강을 해친다. 심신이 안정되지 못하면 기(氣)가 울체(鬱滯)되어 정신이 쉽게 상하고, 내장의 기능이 원활하지 못하게 된다. 정(靜)의 상태는 심신이 모두 안정되어야 하며, 심신의 안정은 자연의 변화에 순응함으로써 가능한 것이다."

손사막은 그의 저서에서 '대의정성(大醫精誠)'이라는 말을 하고 있다. 여기서 말하는 '정(精)'이란 훌륭한 의술을 뜻하는 말이고, '성(誠)'이란 의원으로서 높은 윤리를 뜻하는 말이다. 다시 말해 의원이란 이러한 '정'과 '성'을 겸비하고 있지 않으면 안 된다고 가르치고 있는 것이다.

그러나 의사(의원)가 많아진 오늘날, 의술은 발달했어도 의가(醫家)의 윤리는 오히려 옛날보다 못한 것 같다는 생각이 들곤 한다. 의인(醫人)다운 의인이었으며 '대의정성'의 전형이라고 말할 수 있는 손사막 같은 의사들이 보다 많이 나올 수 있기를 소망한다.

■ 음식의 색깔이 인체의 장기에 미치는 영향

한의학에서는 오래 전부터 음양오행(陰陽五行)과 오방색(五方色)에 근거하여 오색(五色; 황, 청, 백, 적, 흑의 다섯 가지 색)과 오미(五味, 단맛, 신맛, 매운맛, 쓴맛, 짠맛의 다섯 가지 맛)는 서로 연관이 깊은 것으로 보았다. 즉, 황색은 단맛, 청색(푸른색)은 신맛, 백색(흰색)은 매운맛, 적색(붉은색)은 쓴맛, 그리고 흑색(검은색)은 짠맛을 나타내거나 이들 맛과 밀접한 연관이 있는 것으로 여겼던 것이다.

아울러 이들 오색은 각기 인체의 오장(간장, 심장, 비장, 폐장, 신장의 다섯 가지 장기) 중 어떤 특정 부위와 관련이 있는 것으로도 보았다. 즉, 오색 중에서 황색은 우리 인체 내에 있는 비장과 위장, 청색이나 녹색은 간장, 백색은 폐장(폐) 및 폐와 연관이 있는 코와 대장, 적색은 심장, 그리고 흑색은 신장을 의미하거나 이들 각 부위와 어떤 관련이 있는 것으로 간주했다.

이를테면, 적색(붉은색)은 모든 생명의 중추 기관인 심장 및 '양(陽)'의 속성을 갖고 있는 '화(火, 불)'와 깊은 관련을 맺고 있을 뿐만 아니라 그 방향은 남쪽을 가리키므로 불의 기운이나 따뜻함을 상징한다는 것이다.

이와 함께 한의학에서는 비장과 위장에는 황색이나 황토색 또는 노란색, 간장에는 청색(푸른색 혹은 녹색), 폐 및 이와 연관성이 있는 코와 대장에는 흰색, 심장에는 붉은색, 그리고 신장 및 방광과 이와 관련이 있는 정력에는 검은색을 띤 약재나 식품, 음식들이 각기 적합하며 좋은 것으로 여긴다.

예를 들면, 비장이나 위장, 즉 비위(脾胃)의 기능이 좋지 않거나 이 부위에 어떤 질환이 있을 경우에는 비위와 관련이 깊은 색인 황색이나 황토색, 혹은 노란색을 띤 식품이나 약재인 강황(薑黃)이나 황기(黃芪), 감초(甘草) 같은 것으로 만든 음식이나 탕약을 먹으면 좋다는 것이다.

한방에서는 예로부터 귤이 기침, 설사, 구토 등의 증세가 있을 때 먹으면 좋은 식품일 뿐만 아니라 비장이나 위장의 허약을 다스리며 소화기 질환 등에 좋은 것으로 여겨 왔다. 그래서 식후에 소화가 잘 안 되거나 헛배가 부를 때 말린 귤피(귤껍질)와 한약재인 백출을 각각 볶아 가루로 낸 다음 이것을 2대 1의 비율로 섞어서 환약으로 만들어 먹으면 좋다고 한다. 이러한 귤도 비위와 관련이 깊은 노란색 혹은 주황색의 식품이다.

더욱이 귤에 들어있는 비타민 C와 풍부한 구연산 성분은 식욕 증진에 효과적인데, 색깔마저 식욕을 돋우어주고 소화력을 증진하는 주황색이다. 색채심리학에서도 주황색은 식욕을 돋우어주는 색으로 본다.

만일 간 기능이 안 좋거나 간장 질환이 있을 때에는 녹색(푸른색)을 띤 약초인 쑥이나 인진쑥, 혹은 녹색을 띤 각종 야채류를 자주 먹으면 효과적인 것으로 보았다.

또한 폐의 기능이 좋지 않거나 폐에 어떤 질환이 있을 경우에는 도라지나 산약(마), 무 같은 흰색을 띤 식품이나 약재류가 좋은 것으로 여겼으며, 혈액순환 장애나 어혈, 월경 불순, 산후 하혈 같은 증세가 있을 때에는 적색(붉은색)의 약재인 홍화(잇꽃)가 좋은 것으로 보았다.

이 같은 논리에서, 만일 신장이나 방광이 좋지 않거나 신(腎) 기능과 관련이 있는 정력 부족이나 발기 부전, 조루 같은 증세가 있을 경우에는 신장 및 방광과 관련이 깊은 색인 검은색을 띤 식품인 복분자나 오디(뽕나무 열매), 포도, 검정깨, 검정콩 등이나 검은색의 약재인 숙지황(熟地黃, 지황의 뿌리를 쪄서 말린 한약재) 같은 것들이 좋은 것으로 보았다.

중국 진한(秦漢) 시대 때에 쓰여 중국에서 가장 오래된 의학서로 알려진『황제내경』은 흔히 '한의학의 바이블'이라고 일컬어지는데, 보통은 줄여서『내경(內經)』이라고 한다. 이 책에서도 황색(혹은 노란색)과 청색(푸른색, 녹색), 백색(흰색), 적색(붉은색), 흑색(검은색), 즉 오색(五色)은 각각 비장과 위장, 간장, 폐장(폐), 적색은 심장, 그리고 흑색은 신장과 서로 밀접한 연관을 갖는 것으로 기술되어 있다.

그런데 한의학에서 흔히 말하는 '오색'이란 것의 동양의학적 근거도 실상은 이『황제내경』에서 나온 것이다. 이『황제내경』에서도 역시 음양오행설에 근거하여 간은 오행상 목(木)에 속하고 그 색은 청(靑)에 해당하며, 따라서 푸른 색깔(녹색)을 띤 식품이나 약재를 자주 섭취하는 것이 간에 이롭다고 본다.

또한 심장이나 이와 관련이 깊은 심(心, 마음)은 오행상 화(火)에 속하고 적(赤, 붉은색)에 해당하며, 붉은 색깔의 식품이나 약재가 심으로 통하여 이를 이롭게 한다고 여긴다. 그리고 다른 것들도 이와 같은 논리로 설명된다.

다시 말해 청색은 목에 속하고 간과 통하며, 적색은 화에 속하고 심과 통하며, 황색은 토(土)에 속하고 비(脾)에 통하며, 백색은 금(金)에 속하고 폐에 통하며, 흑색은 수(水)에 속하고 신(腎)에 통한다는 것이다.

이처럼 한의학을 비롯한 동양의학에서는 예로부터 인체의 각 장기는 음양오행과 밀접하게 연결되어 있으며, 음양오행의 원리에 따라 인체에 들어가고 나가는 것으로 여겨 왔다. 즉, 우리가 음식으로 먹는 여러 가지 곡식이나 식품들이 저마다 음양오행의 원리에 따라 각기 해당하는 장기에 영향을 미치는 것으로 본 것이다.

그러면서 음양오행과 그에 따른 오방색에 근거하여 어떤 식품이나 음식, 혹은 약재 등을 통해 인체의 오장육부에서 넘치는 기(氣, 기운)는 억제하고 부족한 기는 증진함으로써 전체적으로 조절하며 균형을 이루게 할 수 있는 것으로 간주한다. 뿐만 아니라 인체 내에 있는 각각의 장기와 부위들은 저마다 고유의 색깔도 지니고 있다고 여겨왔다.

이런 점들을 종합해볼 때 어떤 식품이나 음식 혹은 약재 등이 지니고 있는 약성(藥性)은 물론 자신의 건강 상태와 체질, 보유하고 있는 증세나 질환 등과 그것들(식품, 음식, 약재 등)과의 상관관계를 살피는 것도 필요한 일이지만, 식품이나 음식, 약재 등이 지니고 있는 색깔과 그 색깔이 장기에 미치는 영향 또한 충분히 고려해 선택하는 것이 보다 현명한 건강 관리법이라 하겠다.

■ 어제의 탕자가 오늘은 환자

고대 로마가 흥하던 무렵의 로마의 전사들은 강인하고도 탄탄한 육체와 넘치는 힘, 굳센 용기와 불타는 투혼을 갖고 있었다. 그래서 적들과 용맹하게 싸워 단숨에 격파하고 수많은 나라들을 정복하였으며, 위대한 대로마 제국을 건설했다.

하지만 이 대로마 제국이 망할 무렵의 로마 전사들은 정복지에서 빼앗아온 맛있는 음식들로 포식하고, 갖가지 향연과 쾌락에 빠졌다. 로마의 거리에서는 매일같이 온갖 향연이나 광란의 축제가 벌어졌고, 로마의 홍등가에는 수많은 창녀들과 시민, 전사들로 흥청거렸다.

그 결과 로마의 전사들은 뒤룩뒤룩 살이 찌고 엉덩이가 무거워졌으며, 힘과 육체는 전보다 약해졌다. 적과 싸워 반드시 이기고야 말겠다는 그 강력했던 투혼이나 용기도 사라졌다. 결국 그들은 적이 쳐들어 왔을 때 힘 한번 제대로 써보지도 못한 채 멸망할 수밖에 없었다. 뱃살에 낀 기름기가 로마 제국을 멸망시킨 셈이다.

고대 그리스 최강의 도시 국가였던 스파르타가 멸망할 무렵에도 마찬가지였다. '싸움터에 나가 이기지 못하면 방패 위에 누워서 돌아오겠다'며 그토록 강건하고 용감했던 스파르타의 전사들은 어느새 퇴폐와 향락에 빠져 있었고, 스파르타 거리에는 남색자(남성끼리의 동성애자)들과 여장한 남자들이 들끓었다.

지금 우리나라에서도 밤의 유흥가 불빛은 날마다 휘황찬란하기만

하다. 또한 수많은 술집과 음식점 등에서는 날마다 사람들이 모여 마치 내일 지구의 종말이라도 올 것처럼 먹고 마시고 온갖 쾌락에 빠져 흥청거리고 있다.

그런데 바로 그 곁에 있는 많은 병원에는 날마다 환자들로 초만원을 이루고 있다. 그리고 그중에는 불과 얼마 전까지만 해도 병원은 남들이나 가는 것처럼 여기며 흥청망청 먹고 마시며 온갖 쾌락에 빠져 지내던 사람들도 적지 않다.

결국 어제의 탕자가 오늘은 환자가 된 것이다. 문지방도 자주 밟고 다니면 닳기 마련이고, 달도 차면 기우는 법이거늘 자신의 체력만 믿고 흥청거리며 먹고 마시고 즐기다가 이제는 패잔병이 되어 병실에서 링거나 꽂고 처량하게 누워있는 신세가 된 것이다. 이런 신세가 되기 전, 이런 옛말을 깊이 한번 생각해보시는 건 어떠한가.

"해마다 피는 꽃은 한결같지만, 사람은 해마다 한결같지 않다."

■ 숟가락 빨리 내려놓는 것도 용기다

이런 이야기가 있다.

옛날, 아프리카에 서양 사람들이 몰려와 원주민들을 비롯하여 코끼리, 사자, 얼룩말 등을 총으로 마구 쏘아 죽이는 것을 본 식인종들이 고개를 갸우뚱거리며 이렇게 말하더라는 거다.

"다 먹지도 못할 텐데, 왜 저렇게 많이 죽이지?"

만일 이들이 지금 우리나라에 와서 음식점, 특히 뷔페 같은 곳을 보았다면 어땠을까. 아마 이런 말을 하지 않았을까.

"다 먹지도 못할 텐데, 왜 저렇게 많이 쌓아놨지? 왜 다 먹지도 않고 버리지?"

우리나라 사람들은 예로부터 푸짐한 음식상을 좋아하는 경향이 있다. 비록 상 위에 차려진 음식을 다 먹지 못하더라도 갖가지 음식이 가득 차려진 것을 내심 반기는 것이다.

특히 손님에게 음식을 대접할 때에는 가급적 많은 음식을 푸짐하게 내놓는 것이 예의요, 미덕인 것으로 여겨 왔다. 심지어 집안에 어떤 경사나 흉사가 생겼을 때, 차린 음식을 가지고 그 집안을 평가하는 수도 많았다. 이를테면 부모의 회갑 잔치나 상(喪)을 당했을 때 음식을 잘 차려 내면 효자요, 그렇지 않으면 불효자로 여기기까지 했다.

우리의 이러한 식생활 풍속도는 우선 인정과 체면을 중시하는 풍조에서 비롯되었다고 할 수 있다. 이와 함께 자기 과시와 권위 의식 때문이기도 하다. 못 먹고 못살던 시절에 대한, 일종의 보상 심리에서 비롯되는 수도 있다.

우리나라에서는 또한 예로부터 무슨 음식이든지 가리지 않고 잘 먹는 것이 미덕이라고 여겨 왔다. 특히 남자는 음식을 맛있게 많이 먹고, 마치 '어혈진 도깨비 개천물 마시듯' 술도 많이 마시는 사람이 사내대장부답다고 여기는 풍조마저 있다.

일찍이 우리나라를 방문하여 『은자(隱者)의 나라, 한국』이란 책을 썼던 그리피스는 우리나라 사람들의 대식(大食) 습관을 보고는, 그의 책에다 이렇게 썼다.

"음식을 많이 먹는 것이 이 나라 사람들에게는 아주 자랑스러운 일처럼 보인다. 또한 이 나라에서 잔치의 가치는 음식의 질보다는 그 양에 있다."

우리나라의 대식 풍토를 빗댄, 이런 말도 전해온다.

"중국인은 맛으로 음식을 먹고, 일본인은 눈으로 음식을 먹는다. 그러나 한국인은 배로 먹는다."

하긴 음식이 귀하던 얼마 전까지만 해도 우리나라에서는 어쩌다 음식이 생기면 이 기회를 놓칠세라 숟가락으로 배를 두들겨 가며 폭식을 했다. '먹는 게 남는 것'이라며 그야말로 배가 불러도 음식을 억지로 뱃속에 채워 넣었다.

뿐만 아니라 예전에는 모처럼 집에 온 친척이나 손님, 혹은 방학을 맞아 객지에 나가 있다가 돌아온 자식이나 손자 등에게 밥을 많이 먹으라며 고봉(高捧)으로 밥을 퍼 담아주었다. 만일 먹다가 배가 불러 숟가락을 내려놓으려고 하면, 갑자기 곁에 있던 할머니나 어머니가 먹고 있던 밥그릇에 물을 부어주며 남기지 말고 다 먹으라고 했다. 그래서 난감할 때도 있었지만, 그게 바로 우리의 인정이었다. 지금의 장년층 이상의 사람 중에는 이런 경험을 해본 사람이 많을 것이다.

그러나 요즘은, 옛날처럼 먹을 것이 부족해 먹을 것이 생기면 마치 저축이라도 하듯이 무작정 먹어두던 때와는 사뭇 다르다. 오히려 먹을 것이 너무 많고, 많이 먹어서 탈인 세상이다. 결코 먹는 게 남는 게 아니다. 게다가 과식과 과음 등으로 인해 생긴 비만과 이로 인한 성인병 및 각종 질병이 날로 확산되며 심각한 문제들을 일으키고 있는 때다.

특히 밤에 입맛이 당긴다며 음식을 먹는 사람들이 많은데, 이것은 그야말로 비만으로 가는 지름길이자, 병원으로 향하는 고속도로다. 영국에는 과식, 특히 밤의 과식을 빗대어 '자기 이[齒]로 스스로의 무덤을 파는 격'이라는 말도 있다. '과유불급(過猶不及)'이란 우리의 옛말도 있다.

과식 등으로 인해 살이 찌게 되면 몸이 빨리 피로해지고 엉덩이가 무거워져 행동이 둔해지며 고혈압이나 심장 질환, 동맥경화증, 당뇨병 같은 성인병을 비롯한 각종 질병에 약해진다. 비만한 사람일수록 암의 위험이 높다는, 세계 의학계의 연구 발표도 잇따라 나오고 있다.

허리 1인치가 굵어질수록 수명은 2년 단축된다는 말도 있고, "과음은 실수의 근본이고, 탐색(貪色)은 망신의 근본이며, 과식은 단명(短命)의 근본"이라는 옛말도 있다.

특히 태음인은 체질적으로 심장과 대장의 기능이 약하기 때문에 과식과 이로 인해 비만이 되면 심장 질환과 변비가 더욱 잘 생긴다. 대장 기능이 약한 태음인이 과식을 자주 하는 것은, 마치 막힌 하수구에 자꾸 이물질을 흘려보내는 것이나 다를 바 없으므로 변비가 생기는 건 당연한 이치다. 그러므로 태음인은 더욱 과식과 야식을 피해야 한다.

음식이 넘쳐나다 보니 음식을 다 먹지도 못한 채 버리는 경우가 많다. 그러다 보니 음식물 낭비와 음식물 쓰레기 문제로 골치 아픈 시대이기도 하다.

그런데도 TV 등에서는 연일 온갖 맛있는 먹을거리를 보여주고, 이른바 소문난 '맛집'들을 소개하며 더 많이 먹으라고 유혹하는 세상이다. 그래서 그런지 먹을 것에 집착하며 과식이나 폭식을 하는 사람도 많다. '항우도 먹어야 장수지' 해 가며 음식에 탐닉하는 사람도 있다. 각종 모임이다, 회식, 야식이다 해서 맛있고 기름진 음식과 술을 먹고 마실 일도 많은 세상이다.

체질적으로 보면 태음인 중에 대식가가 특히 많으며, 과식이나 폭식을 하는 사람도 많다. 과음하거나 식탐(食貪)을 내는 사람 중에도 태음인이 가장 많다.

반면 소음인 중에는 미식가(美食家)는 많지만 과식하는 사람은 적으며, 소음인은 체질적으로 비위(脾胃)의 기능이 약하고 소화력 또한 약한 편이라서 과식을 하고 나면 소화도 안 되고 속이 불편해 고생하는 수가 많다.

태양인 중에는 체질적으로 비위의 기능이 약하고 소화력이 약할 뿐만 아니라 입이 짧고 입맛이 까다로운 사람이 많으며, 과식이나 식탐과는 거리가 먼 사람들이다.

소양인은 체질적으로 비위의 기능이 좋고 소화력도 왕성해 과식을 해도 소화를 잘 시키는 편이다. 그러나 기질적으로 여러 가지 음식을 즐기며, 특히 음식의 모양이나 음식을 먹는 분위기를 따지는 경향이 있다.

"아무리 게으른 자도 혓바닥만큼은 게으름을 피우지 않는다."라는 옛말도 있는데, 맛있는 음식의 유혹 앞에서 숟가락이나 젓가락을 내려놓기가 결코 쉽지 않다는 뜻이다. 하긴 곗불도 쬐다 말면 서운한 법인데, 하물며 맛있는 음식에서 손을 뗀다는 것이 어디 쉬운 일이겠는가.

"나쁜 숟갈 내려놓기는 정승 판서 하기보다 어렵다."라는 옛말도 전해온다. 한번 잘못 길들여진 식사 습관은 고치기가 매우 어렵다는 뜻이지만, 과식이나 폭식도 이에 해당된다.

하지만 과식이나 폭식으로 인한 해독이 널리 알려진 지금, 숟가락이나 젓가락을 내려놓아야 할 때를 잘 알고 속히 내려놓는 것도 용기다. 어쩌면 적과 싸우는 것보다도 더 큰 용기인지도 모르겠다.

■ 짜고 맵게 먹는 한국인

우리나라 사람들이 즐겨 먹는 음식 중에 맵거나 짠 음식이 많다는 건 이미 잘 알려진 사실이다. 특히 우리나라의 대표적인 음식인 김치를 비롯해서 각종 찌개류, 젓갈류 등에는 맵거나 짠 것이 상당히 많다. 라면이나 햄, 통조림 등 염분이 많은 인스턴트식품을 즐기는 사람들도 흔히 볼 수 있다.

그래서 우리나라의 전통 음식, 특히 김치나 찌개류, 젓갈류 등을 처음 먹어본 서양 사람들은 그 맵거나 짠맛 혹은 뜨거움에 혀를 내두르곤 한다. 무슨 음식이 혀에서 불이 나고 눈물이 핑 돌 정도로 맵고 짜고 뜨겁냐며 고개를 설레설레 젓기도 한다.

맵거나 짠 음식이 우리나라 사람의 입맛에는 잘 맞을지 모르나 건강에는 나쁜 영향을 끼치는 것도 사실이다. 맵거나 짠 음식은 고혈압과 당뇨병, 심장 질환, 신장 질환, 위장 질환, 암 등과 같은 성인병을 비롯하여 갖가지 질환을 초래하기 쉽다.

체질적으로 고혈압이나 당뇨병, 심장 질환에 약하고 암을 비롯한 각종 성인병에도 걸릴 가능성이 높은 태음인은 맵거나 짠 음식은 가능한 한 피해야 한다. 싱겁고 생랭한 음식이 체질에 맞는 태양인 역시 맵거나 짠 음식은 가급적 피하는 것이 좋다.

소양인 중에는 기질적으로 성격이 급하거나 다혈질적인 사람이 많은데, 이런 소양인이 맵거나 짠 음식을 자주 먹게 되면 그야말로 불에 기름을 붓는 격이 되어 더욱 급해지거나 사소한 일로도 화를 내기 쉽다. 더욱이 소양인은 체질적으로 몸에 열이 많은 편이라서 맵고 짠 음식을 먹고 나면 몸에서 열이 많이 나 견디기 어려워진다.

우리나라 사람이 서구인에 비해 위암 발생률이 훨씬 높은 것도 맵거나 짠 음식을 자주 먹는 그릇된 식생활 습관과 관련이 깊다. 한국인의 하루 소금 섭취량은 서구인에 비해 2~4배가량 높다는 조사 결과도 있는데, 소금 섭취량이 많은 지역에 위암 발생률이 높다는 것은 이미 사실로서 입증되었다.

맵거나 짠 음식을 자주 섭취하면 그만큼 살이 찔 가능성도 높아진다. 얼핏 맵거나 짠 음식이 비만과는 관련이 없을 듯싶으나 맵거나 짠 음식은 밥을 부르기 때문에 과식으로 인한 비만이 되기 쉬운 것이다. 그러므로 체질적으로 비만이 되기 쉬운 태음인은 더욱 맵거나 짠 음식은 피해야 한다.

지역적으로 볼 때 우리나라의 이북 지방에서는 예로부터 음식을 싱겁게 먹어왔다. 반면 남도(南道) 지방, 특히 경상남도와 전라남도에서는 예로부터 음식을 짜게 먹어왔다. 남해안이나 서해안 혹은 동해안 남쪽의 바닷가 지방에서는 음식을 더욱 짜게 먹는다.

그 이유는 우선 냉장고나 냉장 시설이 없던 옛날에 날씨가 더운 이들 남쪽 지방은 날씨가 추운 북쪽 지방과는 달리 음식을 짜게 만들어두지 않으면 음식이 금방 상했기 때문이다.

특히 이들 남부 지방의 바닷가나 바다와 가까운 지역에서는 높은 기온과 이에 따른 음식의 빠른 부패와 식중독 같은 부작용을 막고 바다에서 잡은 생선이나 해산물 등을 장기간 보관하기 위해 소금에 절이거나 젓갈류로 만드는 등 음식을 짜게 만드는 일이 많다. 더욱이 날씨가 더운 남쪽 지방에서는 자연히 땀을 많이 흘리게 되는데, 이로 인해 부족해진 염분을 보충하고, 더위로 인해 잃은 입맛을 되살리기 위해 음식을 짜게 먹는 습관도 있다.

함경남도 북청군 신포가 고향인 필자의 아버지는 원래 음식을 싱겁게 드셨다. 그러나 사업상 한때 부산과 창원에 내려가 계셨는데, 집에 오시면 그곳 음식이 너무 짜서 입에 잘 맞지 않는다는 말을 자주 하셨다.

필자 또한 대학 시절에 친구들과 함께 목포에서부터 시작하여 광주와 해남, 여수, 그리고 해변 바로 뒤에 소나무 숲이 울창했던 남해의 상주 해수욕장을 거쳐 진주와 부산 등지의 남해안 일대를 보름가량 여행한 적이 있는데, 여행하면서 맛본 이들 지방의 음식 중에 짠 것이 많아 고생한 기억이 있다. 특히 목포에서 먹었던 국밥은 어찌나 짜던지 음식을 절대 남기지 않는 내가 반 이상을 남겼을 정도였다.

그러나 요즘은 냉장고와 냉장 시설이 널리 보급된 데다가 관광객이 많이 찾아오면서 사람들의 교류가 많아서인지 남쪽 지방의 음식도 옛날보다는 덜 짠 편이다.

우리나라 민간의 이러한 식생활 습관과는 다르게 사찰에서는 예로부터 맵거나 짠 음식 등 자극성이 강한 음식은 피해 왔다. 대신 맵거나 짜지 않은 저자극성의 담백한 음식을 주로 먹는다. 게다가 사찰의 스님들은 육류를 섭취하지 않고, 콩이나 두부 등으로 단백질을 섭취한다. 음식을 적게 먹고 규칙적인 생활도 한다.

'비시식계(非時食戒)', 즉 때가 아닌 때에는 음식을 먹지 말라는 불교의 계율도 있다. 아예 무염식을 하거나 소식하는 스님들도 있다. 스님 중에 건강, 장수하는 사람들이 많은 것도 바로 이러한 식생활 습관과 관련이 깊다. "절간에 사는 개가 장수한다."라는 옛말도 있는데, 이것도 절 음식이 건강 장수에 좋다는 것을 의미한다.

맛도 좋지만, 건강을 생각한다면 맵거나 짠 음식은 이제 나부터 줄여야 하지 않겠는가.

■ 성질 급하고 음식을 빨리 먹는 사람은 장수하지 못한다

일본의 유명한 식이요법 전문가이자 식생활 연구가인 나가야마 히사오는 그의 저서 『100세까지 사는 건강 장수 사전』에서 이런 내용의 글을 썼다.

"성질이 급하면 장수하지 못한다. 특히 음식을 빨리 먹는 사람에게는 미래가 없다. 뿐만 아니라 음식을 계속해서 빨리 먹게 되면 소화력이 떨어지는 것은 물론 침착성을 잃기 쉽고, 신경질적인 성격이 되기 쉽다."

그러면서 그는 이런 견해도 밝혔다.

"40~50대 경영자와 엘리트 중견 사원들에게서 특히 '돌연사'가 많이 나타나고 있는데, 이처럼 '돌연사' 하는 사람을 자세히 살펴보면 대개 다음과 같은 몇 가지 특징이 있음을 알 수 있다.

* 성질이 급하다.
* 성격이 공격적이고 경쟁심이 강하다.
* 어조가 빠르고 말투가 거칠다.
* 음식을 빨리 먹는다.
* 항상 무엇인가 일을 하지 않으면 마음이 불안하고 초조하다."

우리나라에서도 예로부터 "성질이 급하고 음식을 빨리 먹는 사람은 장수하지 못한다."라는 말이 전해온다.

사실 의학적인 견해나 각종 통계를 보더라도 성격이 급하거나 공격적이고 경쟁심이 강하며, 항상 무언가에 쫓기듯 바쁘게 일할 뿐만 아니라 음식을 급하게 빨리 먹는 사람은 그렇지 않은 사람보다 건강을 빨리 잃기 쉽고 장수하지 못하는 수가 많다.

그 이유는, 우선 성격이 급하고 음식을 빨리 먹게 되면, 심장이나 뇌 신경 또는 소화기 기능에 나쁜 영향을 끼치기 쉽다. 또한 이로 인해 갖가지 심장 질환을 비롯해서 정신·신경계 질환이나 위·십이지 장 궤양, 신경성 위염 같은 위장 질환도 잘 생긴다.

게다가 음식을 빨리 먹게 되면 비만이 되기 쉽고, 이로 인한 각종 성인병에 걸릴 가능성도 높다. 성격이 급하거나 다혈질적이고, 경쟁심이 강하며 무언가 일을 하지 않으면 불안해하는 사람 역시 각종 심장 질환이나 심인성 질환, 소화성 궤양 등에 잘 걸리며 '돌연사' 할 가능성도 한결 높아진다.

그런데도 우리나라 사람 중에는 매사에 서두르며 조급해하는 사람이 많다. 충동적이거나 다혈질적인 사람도 많다.

음식을 먹거나 술을 마실 때에도 천천히 먹고 마시거나 느긋하게 대화하며 즐기기보다는 뭔가에 쫓기듯 빨리빨리 먹고 마시는 사람이 많다. 음식점에 가서도 자리에 앉자마자 주문한 음식이 왜 빨리 안 나오냐며 다그치는 사람도 있다. 그야말로 '쌀 씻는 것을 보고 숟가락부터 챙겨 드는' 사람들이다.

『춘향전(春香傳)』에 나오는 이몽룡(李夢龍)이 초췌한 거지 행색으로 춘향의 어머니 월매가 차려준 밥상을 받고는 '마파람에 게 눈 감추듯' 후다닥 먹어 치웠던 것처럼 우리나라 사람 중에는 불과 몇 분 만에 밥을 급히 먹고는 다시 일이나 공부에 매달리는 사람들이 적지 않다. 우리나라 사람 중에 소화불량이나 위장병으로 고생하는 사람들이 많은 이유 중의 하나도 음식을 빨리 먹고 미처 소화될 틈도 없이 일이나 공부에 매달리는 그릇된 식습관 탓도 있다.

이런 빨리 먹는 식습관, 밥 먹자마자 일이나 공부를 하는 부지런한 습관이 우리나라가 6·25 전쟁 후의 폐허 속에서도 불과 몇십 년만에 고도성장을 하며 놀라운 경제성장을 이룩한 비결 중의 하나였는지는 모른다. 우리나라 건설 회사들이 중동을 비롯한 외국에 나가서 그 나라 사람들이 혀를 내두를 정도로 공기(工期)를 단축해가며 공사를 빨리 끝냈던 것도, 한국인의 이 같은 빠른 식습관과 무관하지 않다.

최근 어떤 개발도상국들은 우리나라의 이런 '빨리빨리 문화'를 본받아 자신들의 경제성장에 도움이 되고자 한다는 뉴스가 보도된 적도 있다. 그러나 이러한 '빨리빨리 문화'는 우리 인간의 마음과 정신을 불안정하게 만들고 정신적, 육체적 건강을 해치며 갖가지 사고나 사회문제를 일으키는 등 부작용 또한 적지 않다.

그동안은 바쁜 시류(時流)에 편승하여 어쩔 수 없이 서두르며 바쁘게 살아왔다면, 이제는 좀 더 여유를 갖고 우보(牛步)처럼 좀 천천히 가도 되지 않겠는가.

체질적으로 보면, 기질적으로 성격이 급하고 비위의 기능이 좋아 소화력 또한 좋은 소양인 중에 음식을 빨리 먹는 사람이 많다. 소양인은 소화력이 좋아 음식을 빨리 먹고도 소화는 잘 되는 체질이다.

반면 소음인 중에는 음식을 빨리 먹는 사람이 적고 오히려 음식을 천천히 먹는 사람이 많은 편이다. 소음인은 원래 기질적으로 조급하지 않은데다가 체질적으로 비위의 기능이 약하고 소화력 또한 약한 편이라서 음식을 빨리 먹고 나면 탈이 나기 때문이다. 빨리 먹고 싶어도 체질적으로 빨리 먹기 힘든 체질인 것이다.

"세상의 모든 꽃은 다 한 번만 핀다."라는 말이 있는데, 우리네 인생 또한 결코 두 번 피지 않는다. 그렇다면 어떻게 살아야 하겠는가.

남들보다 좀 더 빨리 가겠다고, 남들보다 좀 더 많이 갖겠다고 조급해하며 지나치게 경쟁하며 성질내고, 음식 먹는 시간마저 아깝다며 급하게 음식을 먹는 건 이제 좀 피하는 게 좋지 않을까 싶다.

■ 건강하려거든 '소육다채'를 하라

"소육다채(少肉多菜)를 해야 건강하다."라는 말이 있다. 말 그대로 육류는 적게 먹고 야채류를 많이 섭취해야 건강하다는 뜻이다. 그리고 이것을 모르는 사람은 아마 없을 것이다.

요즘 우리나라도 갈수록 육류 소비가 늘어나며 육류를 즐기는 사람이 많아졌다. 만났다 하면 '고깃집'부터 찾는 경우도 흔히 보게 된다. 옛날 우리나라가 가난할 때 먹지 못했던 육류를 실컷 먹겠다는 사람도 있으며, 젊은이 중에는 어려서부터 육류나 치킨, 햄버거 같은 서양 음식에 길들여진 탓에 육류를 즐겨 찾는 사람도 적지 않다.

체질적으로 보면 태음인 중에 육류를 좋아하는 사람이 많다. 반면 태양인은 대체로 육류보다는 야채류를 더 선호하는 경향이 있다.

하루라도 고기를 먹지 않으면 속이 허전하고 기력이 떨어진다는 사람들마저 있는데, 육류가 부족했던 옛날에 태어났더라면 큰일 날 뻔했던 사람들이다. 그래서 이런 우스갯소리도 있다.

어느 중년의 사내가 육류를 무척 즐겨 먹었는데, 그만 비만과 성인병으로 고생하게 되었다. 그런 그에게 주치의가 육식은 피하고 채식 위주의 식생활을 하며, 식사 조절과 운동으로 체중을 줄이도록 권했다.

하루는 이 주치의가 레스토랑에 갔다가 그곳에서 큼지막한 스테이크를 열심히 썰어 먹고 있는 이 사내를 발견했다. 주치의는 사내 곁으로 다가가 다소 언짢은 표정을 지으며 한마디 던졌다.

"고기는 피하라고 하지 않았습니까? 이래서는 건강이 좋아지질 않아요."

그러자 사내는 좀 계면쩍은 표정을 지으며 이렇게 대꾸하는 것이었다.

"저도 노력은 하고 있습니다. 이것은 단지 식이요법을 보다 잘 하도록 하는 데 필요한 힘을 북돋아주기 위해서 먹는 것일 뿐이고요."

우리나라 사람들은 지금과는 달리 예로부터 채식 위주의 식생활을 해왔다. 그러나 경제성장과 더불어 형편이 좋아지면서 육류를 많이 섭취하게 되었다. 이와 함께 야채류는 적게 섭취하는 사람이 많아졌다.

특히 요즘의 청소년이나 젊은이 중에는 야채류는 별로 먹지 않고 각종 육류로 만든 기름진 음식을 즐기는 사람이 많다. 햄이나 소시지, 베이컨 등 육류 가공식품들도 많이 섭취한다.

그런데 이러한 육류 위주의 식생활은 비만과 함께 각종 성인병을 부를 뿐만 아니라 성격을 급하고 거칠게 만들며 호전적·호색적인 사람으로 만들기 쉽다는 연구 결과가 자주 나오고 있다. 이 점은 육식을 하는 사자나 호랑이 같은 육식 동물이 소나 노루 같은 초식 동물보다 훨씬 더 거칠고 공격적인 것만 보더라도 잘 알 수 있는 일이다.

또 다른 연구 결과를 보면, 야채류를 싫어하는 사람 중에는 성격이 급하거나 오래 씹는 것을 싫어하는 사람이 많다고 한다. 야채류는 충분히 씹어야만 먹을 수 있기 때문에 성질이 급하거나 오래 씹는 것을 싫어하는 사람은 이를 기피하는 경향이 있다. 특히 기질적으로 성질이 급한 소양인 중에 음식을 오래 씹는 것을 싫어하는 사람이 많다. 반면 체질적으로 소화력이 약하고 비위의 기능이 약한 소음인은 체질상 어쩔 수 없이 음식을 오래 씹을 수밖에 없다.

야채류를 자주 섭취하며 천천히 꼭꼭 씹어 먹는 것은 여러모로 건강에 이로운 것은 물론 스트레스 및 각종 욕구불만 해소에도 큰 도움이 된다. 흔히 스트레스나 각종 욕구불만에 쌓인 사람은 무심코 마른 오징어나 오징어채, 쥐포, 노가리, 육포, 껌 같은 것을 질근질근 자주 씹어대는데, 이것도 씹는 행위를 통해 쌓인 스트레스나 욕구불만을 해소하고자 하는 자연적인 생리 현상이다.

이런 점에서 평소 음식을 오래 씹지 않거나 씹는 게 싫다며 야채류를 잘 먹지 않는 것은 곧 스트레스나 각종 욕구불만을 제대로 해소하지 못한다는 것을 의미한다. 이것은 다시 마음의 평화와 정서 안정에 방해가 될 뿐만 아니라 성격을 더욱 급하고 거칠게 만들 염려가 있다.

따라서 이제는 지나친 육식은 피하고 야채류를 많이 섭취해야 하는데, 특히 한창 혈기 왕성하고 흥분하기 쉬운 청소년이나 젊은이는 더욱 그래야만 한다. 청소년이나 젊은이를 자녀로 둔 부모일수록 섭취하는 음식물이 성격에 미치는 영향이 결코 적지 않음을 깊이 인식하고, 자녀들이 이를 평소의 식생활을 통해 적극 실천할 수 있도록 이끌어주지 않으면 안 된다.

■ 청소년들을 유혹하는 청량음료와 패스트푸드

콜라나 사이다 같은 청량음료를 즐기는 사람들이 무척 많다. 유산균 음료, 식물성 섬유 음료, 과일 음료, 스포츠 음료, 한방 음료 등도 물밀듯이 계속 쏟아져 나오고 있다.

젊은이나 청소년, 어린이 중에는 청량음료를 비롯한 각종 음료를 자주 먹는 사람이 더욱 많다. 심지어 물 대신 콜라나 사이다 등과 같은 음료를 마시는 젊은이나 어린이도 있다. 피로와 졸음을 쫓겠다며 이른바 '에너지 음료'나 커피도 많이 마신다. 그야말로 음료수 홍수 속에서 음료수 과소비를 하고 있는 것이다.

이러한 현상은 비단 우리나라뿐만이 아니라 전 세계적인 것이다. 특히 1886년 미국의 존 펨버턴이 처음으로 개발했다는 탄산음료 코카콜라(Coca-Cola)는 전 세계인의 음료로 불리며 젊은이들 중심으로 날마다 엄청나게 팔리고 있다. 코카 나뭇잎과 콜라 열매, 시럽 등을 혼합하여 만들었다는 이 코카콜라를 모르는 지구인은 아마 없을 것이다. 또한 지금도 전 세계에서 매일 6억 잔 이상씩 팔린다는 이 음료를 먹어보지 못한 사람도 없을 것이다.

이처럼 코카콜라가 전 세계인의 음료로 불리며 날마다 엄청나게 팔리는 데에는 그만한 이유가 있다. 우선 코카콜라는 톡 쏘는 듯한 상큼한 맛이 일품일 뿐만 아니라 속을 확 트이게 해주는 것 같은 청량감 또한 뛰어나다. 여기에다 햄버거나 피자, 치킨, 도넛 같은 패스트푸드나 각종 육류로 만든 음식을 먹을 때, 혹은 먹고 난 후에 이 음료를 마시면 맛도 더욱 좋고 소화도 한결 잘 되는 것 같으며, 느끼한 맛도 가시고 입안이 개운해진다.

때문에 햄버거나 피자, 치킨, 도넛 같은 패스트푸드나 각종 육류 음식을 먹을 때 반드시 코카콜라나 펩시콜라를 함께 먹는 사람도 흔하다. 심지어 이런 콜라에 중독되다시피 한 사람들도 적지 않다.

태음인은 대체로 육류로 만든 각종 음식을 비롯해서 햄버거, 피자,

치킨, 도넛 같은 패스트푸드를 좋아하는데, 이런 음식을 먹다 보면 아무래도 콜라나 사이다 같은 음료를 곁들여 먹기 마련이다. 이것은 체질상 살이 찌기 쉬운 태음인을 비만으로 몰고 가는 지름길이다.

'치열한 경쟁 사회 속에서 남들보다 빨라야 산다'며 밥 먹는 시간마저 아까워하는 현대인들은 특히 패스트푸드와 콜라로 식사 시간마저 단축하려 든다. 세계에서 코카콜라가 가장 많이 판매되는 곳도 바로 세계적인 패스트푸드 체인점인 '맥도날드' 매장이라고 한다.

맥도날드의 기업 로고나 간판, 혹은 포장 용기의 색을 살펴보면 빨강과 노랑이 대조를 이루는 모양을 하고 있다. 코카콜라 또한 빨간색과 흰색이 어우러진, 특유의 로고를 아주 오랫동안 써 왔다.

색채심리학에서는 빨강과 노랑, 혹은 빨강과 흰색으로 어우러진 로고나 간판, 실내 인테리어, 포장 용기 등은 그것을 보는 사람들의 식욕을 자극하고 음식의 맛을 더 좋게 느끼도록 하는 것으로 보고 있다. 특히 빨간색이 더욱 그렇다. 게다가 빨간색은 눈에도 잘 띄고 자극적인 색에 속한다.

비단 '맥도날드'뿐만이 아니라 '피자헛'이나 '롯데리아' 같은 다른 패스트푸드 체인점 등에서도 마치 약속이라도 한 듯이 간판과 포장 용기, 기업 로고, 실내 인테리어 등에 빨간색을 많이 쓰고 있는데, 그 이유 역시 빨간색이 지닌 이러한 심리적 유발 효과 때문이다.

많은 사람이 자신도 모르는 사이에 이러한 색의 유혹에 넘어가 패스트푸드나 콜라를 더 많이 찾게 된다. 그리고 그 맛에 한번 빠져들면 계속해서 찾게 된다.

많은 사람이 빨간색의 음식이나 빨간색 음식이 그려진 홍보지 또는 간판의 그림 같은 것을 보면, 자신도 모르는 사이에 입안에서 군침이 돌며 그 음식을 먹고 싶은 충동을 느낀 경험을 갖고 있을 것이다.

패스트푸드 전문점이나 패스트푸드 레스토랑 같은 곳에 가보면, 실내 장식을 빨간색과 노란색을 적절히 사용하여 잘 꾸며 놓은 것도 많이 볼 수 있다.

왜 이 같은 색깔들로 실내 장식을 한 것일까. 이에 대해 색채심리학자들은 이런 견해를 밝힌다. 즉, 이런 업소들이 내심 바라는 것은 무엇보다도 손님들이 음식을 빨리 먹고 빨리 자리를 뜨는 것인데, 실내 장식이 빨간색과 노란색으로 어우러져 있으면 무심코 이것을 보며 음식을 먹는 손님들의 식욕이 좋아져 자신도 모르는 사이에 음식을 빨리 먹고 나서 더 먹을 게 없게 되면 서둘러 자리를 뜨게 된다는 것이다. 다시 말해 빠른 좌석 회전율을 위한 교묘한 상술에서 이처럼 빨간색과 노란색이 어우러진 실내 장식을 많이 한다는 얘기다.

코카콜라 같은 회사들은 색채와 관련된 인간의 심리와 색채가 주는 맛의 효과를 정확히 파악하여 이를 제품의 로고와 홍보, 포장 용기의 색상 등에 적극 활용함으로써 큰 성공을 거두고 있는 셈이다.

색채심리학에서는 비단 빨간색뿐만이 아니라 노랑이나 주황, 밝은 녹색, 흰색 등과 같은 색들도 음식 맛을 돋우어주는 색으로 보고 있다. 라면이나 과자 등의 포장지 색깔을 살펴보면, 빨간색을 비롯해서 주황색, 오렌지색 등의 빨간색 계열의 색채가 압도적으로 많은 것을 보게 되는데, 이것 또한 이런 색들이 소비자의 눈에 금방 띨 뿐만 아니라 소비자들로 하여금 그 제품을 먹고 싶은 충동을 갖도록 만들기 때문이다.

그야말로 포장지 하나에도 소비자들의 마음을 유혹하고 사로잡아 자사(自社) 제품을 보다 많이 팔기 위한 고도의 심리적·과학적 계산이 깔려 있는 것이다.

1950년대를 대표하는 미국의 색채학자 파버 비렌(Faber Birren)은 이런 말을 했다.

"모든 색채는 그 색상마다 인간에게 각기 다른 느낌을 주며, 실제로 상품 판매는 물론 성격, 음식의 맛까지도 좌우한다."

그런데 문제는 이처럼 교묘한 상술에 많은 사람, 특히 유혹에 약하고 충동적이기 쉬운 청소년을 비롯한 젊은이들이 금방 넘어가 청량음료를 많이 찾고 그 맛에 길들여져 계속 먹게 될 뿐만 아니라 이로 인해 비만과 건강 상실은 물론 각종 질병에 걸릴 수 있다는 점이다.

특히 청량음료를 비롯한 각종 음료 중에는 발색제·인공 향료 등의 식품첨가물이나 설탕 등이 함유되어 있는 수가 많은데, 이로 인해 이가 썩거나 치아 질환이 생기고 비만과 이에 따른 각종 질병이 생기는 수도 적지 않다. 더욱이 단맛이 강한 음료수를 자주 먹게 되면 입맛이 떨어지고 편식하기 쉬워 영양의 불균형이나 영양 부족이 되기도 한다.

젊은이나 어린이 중에는 각종 치킨류나 햄버거, 피자, 돈가스, 빵,

과자, 튀김, 소시지나 육류로 만든 여러 가지 요리, 심지어 라면이나 국수, 만두, 떡볶이, 밥 같은 것을 먹을 때에도 으레 콜라나 사이다 같은 음료수를 곁들여 먹는 사람들이 많다.

그런데도 많은 부모가 이를 방치하거나 오히려 부추기는 경우도 적지 않다. 심지어 "우리 아이는 콜라 없이는 못 살아요. 냉장고에 콜라가 없으면 울고불고 난리가 나요." 하며 콜라 잘 마시는 자녀를 둔 것이 무슨 자랑거리라도 되는 것처럼 은근히 과시하거나 냉장고에 항시 콜라 같은 음료를 꽉꽉 채워 놓는 것이 어머니로서의 자녀 사랑이요, 당연한 도리인 것처럼 여기는 사람들마저 있다. 혹시 '내가 바로 그런 부모는 아닌지' 생각해보시길 바란다.

이 같은 행위는 올바른 자식 사랑이 아니라 오히려 '우리 애는 이가 썩고, 뚱뚱해지고, 병이 나도 좋다. 우리가 어렸을 때에는 그런 게 없어 못 먹었으니 너라도 실컷 먹으라'고 하는, 그릇된 자식 사랑이자 일종의 자기 한풀이에 불과한 것이다.

진정 자녀를 사랑하는 부모라면 자녀에게 이러한 청량음료 같은 것은 가급적 많이 먹지 않도록 잘 이끌고, 그런 것을 마시고 난 후에는 반드시 이를 닦게 하는 교육과 노력도 필요하다. 아울러 좀 귀찮고 번거롭더라도 우리나라에서 예부터 전해 내려오는 전통 음료를 만들어 권하는 것이 좋다.

특히 우리나라의 전통 음료는 여러모로 건강에 이로운 것이 많을 뿐만 아니라 화학 첨가물을 쓰지 않아 더욱 좋다. 그러나 이때에도 그 쓰이는 식품의 재료가 무엇이며, 체질이나 건강 상태, 질병과의 상관관계 등을 면밀히 살펴야 한다. 전통 음료 중에도 꿀이나 엿기름, 설탕 등을 넣어 맛이 단 것도 있으므로 이에 대한 주의도 요구된다.

현명한 주부, 자녀를 진정으로 사랑하는 부모는 자녀가 마시는 음료수 하나에도 많은 신경을 써서 올바른 선택을 하는 법이다.

■ '변강쇠'를 꿈꾸는 한국의 남성들

언젠가 충남 부여의 능산리 사지에서 백제 6세기 중엽에 만든 것으로 추정되는 남근(男根) 모양의 목간이 출토된 적이 있다. 이 목간에는 흐릿한 글씨가 쓰여 있었는데, 국립부여박물관에서 이를 정확히 확인하기 위해 적외선 판독을 해보았다. 그 결과, 놀랍게도 거기에는 한자로 설 '립(立)' 자가 세 번이나 계속해서 쓰여 있었다.

먹글씨로 쓴, 이 설 '립' 자 세 개를 한글로 풀이하면 '서라! 서라! 서라!'가 된다. 여기서 말하는 '서라!'는 남자의 성기(性器), 즉 남근이 힘차게 서라는 뜻이다.

자고로 남자들이란 흔히 자신의 성기가 힘차게 발기하기를 바란다. 백제 시대 때의 남자들 역시 이를 간절히 바랐기 때문에 남근 모양으로 깎은, 굵고 기다란 나무토막에다가 이처럼 '서라! 서라! 서라!'라는 글까지 써서 몸에 지니고 다녔던 것으로 보인다. 그렇게 하면 자신의 성기가 위축되지 않고 필요할 때마다 힘차게 발기하여 남성으로서 자부심도 느끼고 만족스러운 성생활도 할 수 있다고 믿었기 때문일 거다.

사실 많은 남성이 판소리 「가루지기 타령(변강쇠 타령)」이나 호색적인 인간의 모습을 해학적으로 다루며 응징한 문학인 『변강쇠전』에 나오는 남주인공으로 그 남근이 유달리 크고 정력 또한 아주 대단했다는 변강쇠를 은근히 부러워하며 자신도 그렇게 되고 싶은 마음을 갖고 있다.

남도(南道) 출신인 변강쇠와 평안도 출신인 천하의 음녀(淫女) 옹녀(雍女)가 황해도의 청석골에서 만나자마자 대번에 눈이 맞아 정을 통한 이후 이들이 지리산 속으로 들어가 밤낮을 가리지 않고 뒤엉켜 농탕치는 이야기는 유명하다.

나무하는 것이 귀찮다고 길가에 우뚝 서 있던 장승을 뽑아다 도끼로 패어 아궁이에 넣고 불을 피운 후 뜨끈한 방 안에서 또다시 옹녀와 농탕질하던 변강쇠는 장승 동티에 걸려 온갖 병에 시달리다가 결국 장승처럼 꼿꼿해진 모습으로 죽고 만다. 그것이 오로지 색에만 탐닉하며 온갖 음탕한 짓을 다하던 변강쇠의 비극적인 최후였다.

체질적으로 보면, 신(腎) 기능이 약하고 이와 관련이 깊은 성기능마저 약한 체질인 소양인이 정력 부족이나 성기능 저하가 되기 쉽다. 반면 소음인 중에는 체질상 신 기능이 좋고 이와 관련된 성기능 또한 좋은 사람이 많은 편이다. 태음인은 체질상 성기능은 좋은 편이나 과식이나 과음, 흡연 등을 하는 경향이 있어 비만이 되기 쉬운데,

결국 이런 그릇된 식생활로 인해 정력 부족이나 성기능 저하가 뒤따른다. 태양인은 체질적으로 성기능이 왕성한 편도 못 되지만, 기질상 섹스에 관심이 별로 없는 편이다.

많은 남성들이 전라도 광주 무등산(無等山)에 마치 힘차게 발기한 남근처럼 하늘을 향해 우뚝우뚝 치솟아 있는 저 입석대(立石臺)의 꼿꼿한 모습처럼 자신의 남근 또한 그렇게 되기를 희망한다. 이것은 남자들의 어쩔 수 없는 욕망인지도 모르겠다.

그렇기 때문에 한국의 남성 중에는 자신의 정력 보강과 강한 성력(性力)을 위해 많은 노력을 기울이는 사람이 적지 않다. 어찌 보면 처절할 정도다. 강한 사람은 더욱 강해지기를 염원하고, 약한 사람은 그 약함에서 벗어나 강해지고 싶은 마음에서 말이다.

그래서 예로부터 정력에 좋다고 소문난 것들을 찾아 먹기에 바쁘다. 이를테면 바람둥이 카사노바가 즐겨 먹었고, 정력에 좋기로 유명한 굴을 비롯해서 남성의 양기(陽氣)를 북돋아준다는 새우, 정력 부족에 좋은 것으로 유명한 보약제 녹용(鹿茸), 단백질이 풍부하고 정력을 좋게 해준다는 전복과 해삼, 장어, 미꾸라지, 낙지, 번데기 등과 같은 동물성 강정 식품은 물론 복분자(覆盆子), 음양곽(淫羊藿), 구기자(枸杞子), 하수오(何首烏), 산수유(山茱萸), 두충(杜沖), 인삼이나 홍삼 같은 약재류와 마늘 혹은 흑마늘, 부추, 양파, 토마토, 딸기, 머루, 포도, 오디(뽕나무의 열매 또는 이를 건조시킨 약재), 매실 등과 같은 야채류나 과실류에 이르기까지 물불 가리지 않고 닥치는 대로 먹어 치운다.

심지어 물개의 생식기인 값비싼 해구신(海狗腎)이나 수캐의 음경인

구신(狗腎), 곰발바닥, 뱀, 개구리 같은 것도 애써 구해 먹는다. 수캐 중에서도 황견(黃犬, 누렁이)보다는 흑견(黑犬, 검은색 개)의 구신이 성력 증진에 더 좋다는 이야기도 있다.

그러나 이것은 동양의학에서 말하는 음양오행(陰陽五行)과 오색(五色: 청색·황색·적색·백색·흑색의 총칭)에 근거하여 비장(脾臟)과 위장(胃臟)을 튼 튼히 하는 데에는 이들 장기와 관련이 있는 색인 황색(黃色)을 지닌 황견이 더 좋지만, 정력 증진이나 성력 강화에 있어서만큼은 이와 관 련된 장기인 신장(腎臟)은 물론 정력 증진이나 성력 강화와도 밀접한 관련을 맺고 있다는 색, 즉 검은색을 지닌 흑견의 구신이 더욱 좋다 는 생각에서 비롯된 것이다. 물개도 검은색이기 때문에 그 생식기인 해구신의 약효도 더욱 좋을 것으로 여겨 왔다.

이와 마찬가지의 논리로 약재류나 식품 중에서도 검은색을 띠고 있는 복분자나 오디, 포도, 머루, 블루베리, 검정깨, 검정콩, 그리고 마 늘 중에서도 검은색인 흑마늘 등과 같이 '블랙 푸드'가 신장에도 좋 을 뿐만 아니라 신(腎) 기능과 관련이 깊은 정력 증진이나 성력 강화 에도 더욱 좋은 것으로 보고 있다.

물론 이러한 식품이나 약재류 등이 정력 증진이나 성력 강화에 어 느 정도 도움이 되는 것은 사실이다. 그러나 이러한 것에만 지나치게 의존하려는 것은 잘못된 태도다.

특히 해구신이나 구신, 뱀, 개구리 같은 그 효능이 충분히 검증되 지도 않은 것에 매달릴 필요는 없으며, 비아그라 같은 발기 부전 치 료제에 의존하려는 것도 옳지 않다. 심지어 중국 등지에서 수입된 가짜 해구신이나 가짜 구신, 혹은 가짜 비아그라 같은 것을 먹고 부작용이 생기는 사람들마저 있다.

이런 것보다는 지나친 육류 섭취를 피하면서 건강에 여러모로 좋고 자신의 체질에도 적합한 곡물류와 야채류, 과실류, 어패류 등을 선택해 적절히 섭취하는 것이 바람직하다. 그러면서 정력 증진과 성력 강화에 좋은 것으로 입증된 걷기와 달리기를 비롯하여 수영, 테니스, 등산, 자전거 타기 등과 같은 운동을 꾸준히 해야 한다. 성기능 장애의 주범이라고 할 수 있는 과식이나 과음, 흡연, 운동 부족과 비만, 지나친 콜레스테롤 섭취 등은 꼭 피해야 한다.

특히 과음은 생식력 저하는 물론 호르몬 분비까지 줄이는 구실을 하기 때문에 정력에는 더욱 치명적이며, 흡연은 그야말로 발기 부전의 액셀러레이터다.

틈틈이 항문 조이기 운동을 하는 것도 성력 강화에 도움이 된다. 이 운동은 특히 남성의 성기와 항문 사이의 회음부 근육을 강화해주기 때문에 정력 강화에 효과적이다.

'변강쇠'가 되기 위해서는 금해야 할 것도 많고, 해야 할 것도 많은 법이다. 모든 일이 다 그렇기는 하지만, 결코 그냥 되는 것이 아니란 얘기다.

■ 사슴뿔, 너무 좋아하지 마라

한국 여인들이 북유럽을 여행하다가 어느 가정집을 방문하게 되었는데, 그 집 거실 벽에 커다란 사슴뿔이 장식용으로 걸려 있었다. 이것을 보는 순간, 한 한국 여인이 탄식조로 이렇게 말하는 것이었다.

"아, 너무나 아깝구나! 저 좋은 보약이 기껏 장식품이라니……. 저거 갖다가 우리 남편 보약으로 해주고 싶어."

우리나라 사람들이 사슴뿔, 아니 녹용을 좋아한다는 것은 이미 세계적으로 널리 알려진 사실이다. 세계에서 생산되고 있는 녹용의 약 70퍼센트가 한국에서 소비되고 있는 것만 보더라도 잘 알 수 있는 일이다.

한방에서는 예로부터 녹용의 약효를 높이 평가해왔는데, 특히 녹용이 양기(陽氣)를 보하며 성욕과 정력을 강하게 해주는 약재로 많이 쓰이며, 기력 저하나 신기(腎氣) 허약, 허약 체질, 식욕 부진, 병후 쇠약, 불감증, 몽설, 여자의 불감증, 현기증, 대하증, 고혈압 또는 저혈압 등에도 좋은 것으로 알려져 있다.

그러나 녹용은 체질에 맞지 않으면 자칫 설사 등의 부작용이 생기거나 약효를 충분히 얻지 못할 염려도 있다. 사상의학에서는 녹용이 태음인 체질에 가장 적합한 것으로 보고 있다.

중국의 한(漢) 무제(武帝)는 늙어서도 무려 3천 명에 이르는 후궁들을 거느리며 자신의 넘치는 정력을 과시했던 것으로 유명한데, 그는 평소 사슴고기를 즐겨 먹고 녹용이 든 탕약을 자주 복용했다고 한다.

이 같은 녹용의 효능 때문에 예로부터 여인들은 남편에게 녹용이 든 탕약을 은밀히 권하곤 했다. '사슴 타령'이란 노래도 전해오는데, 인간의 욕망 때문에 무참히 희생되는 사슴들의 입장에서 부르는 노래라고 하겠다.

"김(金)포수인지, 이(李)포수인지 날 잡아 무엇 하겠소?
무주공산(無主空山) 열매 먹고 죄 없이 사는 이 몸.
앞다리는 평안감사 진상밖에.
이내 간(肝)은 포수님 술안주밖에.
이내 가죽은 아기님 꽃신밖에.
이내 뿔은 첩 거느린 영감님 약첩밖에 뭘 더 하겠소?"

여기서 '이내 뿔은 첩 거느린 영감님 약첩밖에……' 하고 있는 걸 보면, 옛날에는 본처보다도 머리 좋고 순발력이 좋은 첩이 힘 빠진 영감님을 위해 녹용이 든 보약을 재빨리, 그리고 더 많이 달여 바친 것 같다. 하지만 예나 지금이나 남편의 정력을 생각하는, 우리나라 여인들의 지극한 정성만큼은 변함이 없는 것 같다.

그러니 한국의 남편들이여, 맨날 술 마시고 엉뚱한 곳에다 힘 빼지 마시고, 이런 아내의 깊은 속마음도 헤아려 주시길.

■ 봄과 여름철에 특히 보리밥을 먹어야 하는 이유

옛날에 우리나라에서는 보리가 아직 여물지 않은 5~6월(음력 4~5월)이 되면, 농가의 식량 사정이 매우 어려운 고비가 해마다 연례행사처럼 찾아왔다. 이것이 바로 '춘궁기(春窮期)' 또는 '맥령기(麥嶺期)'라고도 하는, '보릿고개'였다. 이때가 되면 많은 사람이 굶주림에 시달리며 힘겹게 이 '보릿고개'를 넘겼다.

이 시기의 배고픔과 서러움을 시인 정기원은 그의 「보릿고개」란 시를 통해 이렇게 그려냈다.

"누이도 울고 / 나도 울고 / 저녁 그림자 햇살을 핥고 있다 /
핥고 지나간 빈자리 / 눈물로 자욱이 되었다."

또 어떤 시인은 봄비가 내리던 날, 친구들과 함께 막걸리를 마시며 주점 밖의 빗줄기를 쳐다보다가 갑자기 이렇게 소리치기도 했다.

"너희들! 봄비 내리는 날, 굶어본 적 있어?"

같은 춘궁기라 해도 날씨가 화창한 봄날보다는 봄비가 부슬부슬 내리는 날이 더 시장기를 많이 느끼며 배고픈 법인데, 그는 옛날 봄비가 내리던 날에 겪었던 '보릿고개' 시절을 떠올리며 너무나 서러워 이런 말을 했던 것이다.

경제성장과 더불어 우리나라에서는 이제 '보릿고개'란 말은 실감나지 않는다. 또한 이제는 보리나 보리밥을 먹지 않고도 살 수 있을 만큼 경제 형편이 좋아졌다. 그래서 그런지 요즘은 보리나 보리밥을 먹지 않는 사람이 많다. 옛날에 마지못해 보리나 보리밥을 먹었던 사람들은 과거의 아프고 서러웠던 기억 때문인지 더욱 보리나 보리밥을 기피하는 경향이 있다. 또 그런 아픔을 자식들에게 물려주고 싶지 않아서인지, 자녀나 후손들에게도 보리나 보리밥을 잘 권하지 않는다.

현대의 젊은이들이나 어린이들 역시 보리나 보리밥을 거의 먹지 않고 자란 사람들이 많다. 게다가 보리나 보리밥은 껄끄럽고 맛이 없다는 이유로 기피하는 사람들이 많다.

그러나 보리는 예로부터 '오곡(五穀)의 장', 즉 여러 가지 곡식 중에서도 으뜸으로 불려 왔을 정도로 체력과 기력 증진, 건강 유지와 노화 방지, 위장 보호, 각기병의 예방에 좋을 뿐만 아니라 고혈압과 당뇨, 심장 질환, 대장 질환, 변비, 빈혈을 비롯한 각종 질병의 예방 및 퇴치 등에도 아주 좋은 식품이다. 당뇨와 비만 등 각종 성인병에 걸리기 쉬운 현대인들에게 보리나 보리밥은 더욱 필요한 음식이다.

보리는 특히 날씨가 더워지기 시작하는 늦봄부터 날씨가 더운 여름철에 먹는 것이 가장 좋다. 예로부터 "모름지기 봄철, 특히 모내기철에는 보리를 많이 먹어야 한다. 그래야만 힘든 농사일도 하고 여름을 잘 보낼 수 있다."라는 말이 전해오는데, 이것은 보리가 그만큼 체력과 기력 증진에 좋고 특히 더위를 이기는 데 아주 좋은 식품으로 여겼기 때문이다.

옛날 로마 시대 때에는 싸우는 게 직업이다시피 한 검투사들에게 보리빵을 비롯하여 보리로 만든 음식을 많이 먹도록 했다. 그래서 검투사들을 가리켜 '보리를 먹는 사람들'이라고 불렀을 정도다.

이처럼 검투사들이 보리를 많이 먹었던 이유는, 적과 싸워 이기지 못하면 자신이 죽고 마는 냉혹한 승부 세계에서 살아남기 위해서는 무엇보다도 강한 체력과 힘, 건강이 필요한데, 보리가 이에 아주 적합한 식품이라고 믿었기 때문이다.

사상의학에서는 보리를 겨울철의 추위 속에서 자라며 한기(寒氣)를 많이 응축한 대표적인 냉성 식품으로 보고 있다. 따라서 더위를 쫓거나 몸 안의 열기를 식혀주는 데에는 더없이 좋은 것으로 여기며, 체질적으로 몸에 열이 많은 소양인에게는 더욱 좋은 식품으로 생각한다. 고혈압, 당뇨, 심장 질환이 잘 생길 뿐만 아니라 대장 질환에도 약한 체질인 태음인에게도 보리는 아주 좋은 식품이 된다.

그러나 체질적으로 몸이 차거나 비위의 기능이 냉한 사람이 많은, 소음인에게는 보리가 부적합한 것으로 본다. 배탈이나 설사 등이 있거나 잘 생기는 사람도 피해야 할 식품으로 간주한다. 소음인 체질인 사람이나 배탈, 설사를 자주 하는 사람이 보리를 먹을 때에는 이를 완화해주는 역할을 하는, 열성 식품인 파나 열무, 고추장 같은 것을 곁들여 먹는 게 좋다.

예로부터 전해오는 말에 '보리밥에는 파찬국'이란 것이 있다. 이와 함께 '보리밥에는 파김치나 열무김치'니, '보리밥에는 고추장'이니 하는 말들도 전해온다.

『농가월령가(農家月令歌)』「5월령」을 보면, 이런 구절도 있다.

"아기어멈 방아 찧어

들바라지 점심 하소

보리밥 파찬국에

고추장 상추쌈을

식구를 헤아리되

넉넉히 능을 두소."

'파찬국'이란 파를 넣은 찬국을 말하는데, 여기서도 '보리밥에 파찬국'이라고 말하고 있는 걸 보면 보리밥을 먹을 때 파로 만든 음식을 함께 먹어야 한다는 건 예로부터 상식화된 일로 보인다.

왜 보리밥을 먹을 때에는 파찬국이나 파김치, 또는 열무김치나 고추장 같은 것들을 곁들여 먹어야 한다고 강조해왔던 것일까. 보다 맛있게 먹기 위해서일까? 물론 보리밥과 함께 이런 음식들을 곁들여 먹으면 보다 맛있게 먹을 수 있다. 그러나 진짜 이유는 보리밥과 이런 음식들 사이의 상관관계 때문이다.

즉, 보리밥과 함께 파찬국이나 파김치, 열무김치, 고추장 같은 것들을 함께 먹도록 강조한 것은, 냉성 식품과 온성 식품의 조화를 통해 음식의 성질을 중화함으로써 찬 성질의 보리밥을 탈 없이 잘 섭취하기 위한 선인들의 지혜였던 것이다.

■ 토마스 파는 왜 급사했나

 영국의 유명한 스카치위스키 중의 하나인 '올드파(Old Parr)'.

 전 세계 위스키 애호가들로부터 사랑받고 있는 이 술은 1871년 글렌리스 형제에 의해 스코틀랜드에서 처음 선보였다. 또한 이 술의 이름인 '올드파'는 무려 152세까지 살았다고 하는 전설적인 인물 토마스 파(Thomas Parr, 1483.5.13.~1635.11.15.)에서 유래되었다. 이 술의 상표에는 한 노인이 모자를 눌러 쓴 채 지팡이를 옆에 끼고 있는 초상화가 있는데, 이 초상화는 다름 아닌 미술계의 거장 루벤스(Rubens)가 토마스 파를 보고 직접 그린 것이다.

 토마스 파에 관한 기록을 살펴보면, 그는 잉글랜드 슈루즈버리(Shrewsbury)에서 태어났으며, 18세 때 집을 나와 도시에서 생활하다 군대에서 복무했다. 36세 때에 아버지가 돌아가시자 농장을 물려받아 시골로 돌아와서 생활을 하게 되고, 80세에 처음으로 결혼하여 1남 1녀를 두었다. 102세 때에 강간죄로 체포되는데 고령임을 감안하여 18년 동안 교회에서 흰옷을 입고 참회의 시간을 갖게 된다. 감옥에서 풀려난 후인 122세 때 45세인 미모의 과부와 재혼한다.

 그의 키는 고작 1미터 55센티로 단신이었으며, 몸무게 53킬로의 왜소한 체구였으나, 140세 때까지도 보리농사를 지으며 왕성한 성생활을 할 정도로 아주 건강했다고 한다.

 이처럼 그가 노익장으로 소문이 나자 당시 영국의 국왕이었던 찰스

(Charles) 1세는 그를 왕궁으로 초대하여 그의 152회 생일 파티를 성대하게 열어주었다(결국 이것이 그의 마지막 생일 파티가 되었지만.). 이때 찰스 1세는 장수하고 있는 그를 위해 당시 십 대였지만 미술 신동이었던 루벤스를 불러 그의 초상화를 그리도록 했는데, 이 그림이 훗날 위스키 '올드파'의 브랜드가 되어 오늘날까지 그의 모습이 전해지고 있는 것이다.

찰스 1세와 귀족들은 토마스 파를 계속 궁중에 붙잡아 둔 채 일도 하지 못하게 하며, 매일같이 진수성찬에다 온갖 술을 대접했다. 이렇게 말년에 호화로운 음식을 먹던 그는 어이없게도 런던에 온 지 불과 몇 달 만에 급사하고 말았다.

토마스 파가 죽자 영국의 왕립의학협회는 사망 원인을 밝히기 위해 그의 시신을 해부해보았는데, 놀랍게도 그의 모든 내장의 기능은 노쇠한 곳이 없었다고 한다.

시골에서 날마다 부지런히 농사일을 하며 채소류의 소박한 식사를 하던 그가 갑자기 일도 안 하고, 평소 먹어보지도 못한 맛있고 기름진 음식들을 과식하면서 편하게 지낸 것이 그가 갑자기 사망하게 된 가장 큰 원인일 것이라는 견해가 많았다. 이와 함께 런던의 혼탁한 공기와 석탄 먼지가 공기 맑은 시골에서 살던 그를 더 빨리 죽음으로 몰고 갔을 것이라는 견해도 있었다.

토마스 파는 죽은 후 영국 역사상 유일하게 평민으로 웨스터민스터 사원에 묻히는 영광을 누렸지만, 수명을 단축하고 받은 이것이 과연 영광일지 모르겠다.

■ 왜 전통 차를 외면하는가

'차(茶)'라는 말은 원래 범어(梵語; 산스크리트, 인도의 고대어)로 '알가(argha)'라고 하는데, '시원(始原)' 혹은 '원초(原初)'라는 뜻이다. 즉, 모든 사물이나 현상 등이 시작되는 처음, 또는 모든 일이나 사물의 맨 처음이라는 뜻이 된다.

그런데 불교에서는 '시원'이나 '원초'라는 말은 '무착바라밀(無着波羅蜜)'이라 하여 그 어떠한 욕심에도 사로잡힘이 없는, 아주 순수한 인간 본래의 마음을 뜻한다. 또한 '차'라는 말의 범어인 '알가(閼加)'에서 '알(卵)'이란 우리말의 '알'과 같은 의미로서 모든 생명의 근원인 동시에 모든 것의 중심이며, 중용(中庸)과 무(無)를 뜻한다고 한다.

'차'라는 말 한마디에는 이처럼 우주와 세상 만물, 그리고 인간의 근본이 모두 포함되어 있다고 해도 과언이 아닐 만큼 엄청난 의미를 내포하고 있다. 차가 단순히 마시는 음료가 아니라 차 한 잔 속에 우주와 인간의 심오한 진리의 근원이 담겨 있다는 얘기다. 그만큼 인도와 중국 및 우리나라 등지와 종교적으로는 불교에서 예로부터 차와 차가 지닌 의미를 아주 중요하게 여겨 왔다.

옛사람들은 맑고 향기 그윽한 한 잔의 차는 인간의 정신을 맑게 하고 마음을 안정시키며, 정신적 여유와 마음의 평화를 갖게 해주는 것으로 생각했다. 그리고 차가 기억력과 지구력을 향상해주고, 신진대사를 촉진하며, 해독 작용도 하는 것으로 보았다.

특히 우리나라에서 예로부터 즐겨온 녹차는 비타민의 함량이 많아 콜레스테롤을 제거하고, 혈액순환을 촉진하고, 항암 작용을 하며, 당뇨병을 비롯한 각종 성인병의 예방 및 개선에도 도움이 되는 차로 밝혀지고 있다. 또 각종 공해 및 니코틴의 독을 제거하고, 스트레스를 해소하며, 비만 퇴치 및 다이어트에도 좋은 차로도 손색이 없다. 따라서 녹차를 비롯한 각종 전통 차는 특히 태음인에게 더욱 좋은 식품이 아닐 수 없다.

『신농본초경(神農本草經)』을 비롯한 옛 의서들에는 '녹차가 담열(痰熱)과 갈증을 다스리고, 소변을 이롭게 하며, 음식의 소화를 돕는 등 다양한 효능이 있는 것'으로 기록해 놓았다. 『식경(食經)』이란 옛 의서에는 "차를 오랫동안 마셔 온 사람은 힘도 있고 뜻도 기쁘다."라고 했는데, 이 말은 차를 자주 마시면 몸과 마음이 상쾌해지며 활력이 생기고 기쁘고 상쾌한 마음으로 살 수 있다는 뜻이다.

더 나아가 우리 선조들은 '차'라는 말의 근본이 순수한 본래의 마음인 것처럼 욕심으로 가득 찬 마음이나 세상 번뇌에 시달리는 마음, 혹은 흐트러지고 일그러진 마음 등을 차로써 다스리고 정화해, 보다 맑고 깨끗하고 좋은 인간 본연의 마음으로 회복하고자 했다.

그래서 옛사람들은 차를 단순한 물질이나 음식 정도로 여기지 않고 인간의 마음과 소통할 수 있는, 인격적 존재로까지 생각했다. '다도(茶道)'라 하여 예로부터 차를 마실 때 굳이 예법(禮法)을 지켜가며 마셔온 것도 이러한 이유에서다.

조선조 초기의 선승(禪僧)이자 무학대사(無學大師)의 제자이며, 특히 다선(茶禪)의 일치를 주장하며 차승(茶僧)으로도 유명한 함허(涵虛) 스님은 다음과 같은 차시(茶詩)를 남겼다.

一椀茶出一片心　한 잔의 차는 한 조각 마음에서 우러나오며
一片心在一椀茶　한 조각 마음 역시 한 잔의 차 속에 담겨 있으니
當用一椀茶一嘗　한 잔의 차 올리오니 맛 보시옵소서
一嘗應生無量樂　한 잔 드시며 한량없는 즐거움 누리소서

　　다산(茶山) 정약용(丁若鏞)은 그의 호를 '다산'이라고 할 만큼 차를 좋아하고 아꼈는데, 그는 이런 말을 했다.

　　"술을 많이 마시는 민족은 망하고, 차를 즐기는 민족은 흥한다."

　　"술은 인간의 마음을 흐리게 하지만, 차는 인간의 마음을 맑게 한다."라는 옛말도 있다. 차를 마시는 것은 곧 우리의 인생을 맛보는 것과도 같다고 할 수 있는데, 그 이유는 차 한 잔에 쓰고, 떫고, 시고, 짜고, 단맛이 있기 때문이다.

　　즉, 차 한 잔 속에 들어있는 이러한 맛들은 우리가 인생을 살면서 흔히 맛보는 것과 아주 흡사하며, 따라서 우리는 차 한 잔을 마시면서도 인생의 의미를 다시금 깨닫고 자신의 지나온 삶을 되돌아보며 성찰할 수 있는 것이다.

　　이처럼 차를 중히 여기며 차를 모든 사물과 마음의 근원으로까지

생각하며 차로써 몸과 마음의 수양을 삼았던, 우리의 차와 차 문화.

그러나 이제는 홍수처럼 밀려드는 커피에 밀려 사람들이 갈수록 우리의 전통 차를 외면하는 바람에 그 수요가 크게 줄어들어 녹차밭들이 사라지고 있다고 하니 참으로 안타까운 심정이다.

제 4 부

계절과 절기에 따른
건강한 식생활 풍습

■ 복을 기원하는 정월 대보름 음식

1년 중에서 가장 크고 환한 보름달이 뜬다는 정월 대보름날(上元)이 되면, 우리나라에서는 예로부터 달을 바라보며 1년의 건강과 저마다의 소원을 비는 풍습이 전해왔다. 또한 옛날에는 정월 대보름날 밤에 떠오르는 달의 모양을 보고 그 해 농사의 흉풍(凶豊)을 점치기도 했다. 만일 달빛이 밝고 희면 풍년이 들지만 달빛이 붉고 북쪽으로 기울어져서 뜨면 흉년이 든다고 생각했다.

정월 대보름날 밤이 되면 초저녁에 횃불을 들고 산에 올라 달맞이하는 풍습도 있었는데, 이때 가장 먼저 달을 보는 사람이 길하다고 했다.

옛날에는 이날 밤 수많은 사람이 밤늦도록 돌아다니며 답교(踏橋, 다리 밟기) 놀이도 했다. 그래서 서울에 있는 수표교(水標橋)나 광통교(廣通橋)에는 곳곳에서 몰려든 사람들로 인해 그야말로 인산인해(人山人海)를 이루었다.

어렸을 때 이날 밤이 되면 친구들과 함께 동네 뒷산에 올라 깡통속에 나무 조각이나 헌 고무신 조각, 타이어 조각 등을 넣고 불을 붙여 빙빙 돌리는, 이른바 '쥐불놀이'를 하며 즐거워했던 일이 생각난다.

예로부터 우리나라에서는 음력 정월 대보름이 되면, 여러 가지 형태의 음식을 해 먹는 풍습이 있다. 특히 '상원날(음력 정월 보름날)에 진

채식(陳菜食; 여러 가지 묵은 나물로 만든 음식)을 먹으면 여름에 더위를 먹지 않고 건강하다'하여 호박고지, 무고지, 외고지, 가지나물, 버섯, 고사리, 시래기 등 그동안 잘 말려두었던 묵은 나물들을 삶아 먹고, 오곡밥도 지어 이웃과 나누어 먹는 풍습이 전해 내려온다.

이와 함께 이날이 되면 호두와 잣, 땅콩, 날밤 등으로 구성된 부럼과 찹쌀, 수수, 팥, 콩, 보리, 조 등의 곡식으로 만든 오곡밥, 찹쌀에다 밤, 잣, 호두, 대추, 꿀, 참기름, 간장 등을 섞어 쪄서 만든 약밥, 그리고 고구마 줄기를 비롯해서 토란 줄기, 취나물, 도라지, 콩나물, 무말랭이, 무청을 말린 시래기, 시금치, 고사리, 피마자 잎 등을 콩기름이나 들기름에 볶거나 무쳐서 만든 갖가지 나물을 먹고 귀밝이술을 마시는 풍습도 있다.

밥을 김이나 참취잎, 토란잎, 배춧잎, 피마자잎, 곰취잎 등 잎이 넓은 나물에 싸서 먹는, 이른바 '복쌈'을 먹는 풍습도 전해온다.

'복쌈'이란 말 그대로 '복을 싸서 먹는다'는 뜻인데, 정월 보름날 이 '복쌈'을 먹으면 풍년이 들고 복이 온다고 해서 많은 사람이 즐겨 먹었다. 특히 정월 보름날 밥을 먹을 때 첫 숟갈을 꼭 이 '복쌈'으로 먹어야 좋은 것으로 여겨왔다.

"정월 보름날에는 여러 집의 오곡밥을 먹어야 하며, 백(百) 집의 밥을 먹어야 좋다."라는 말도 있는데, 이를 '백가반(百家飯)'이라고 했다.

정월 대보름날에 먹던 이러한 음식들은 시절 음식으로서의 의미도 클 뿐만 아니라 겨울철 건강에 여러모로 유익한 것이다. 기나긴 겨울이 끝나갈 무렵인 이때에 이러한 음식들은 부족해진 영양을 보충해주고, 식물성 지방의 섭취를 통해 아직 남은 추위를 물리치게 해주는 역할을 한다. 추위와 지방질 부족으로 생기기 쉬운 각종 피부 질환을 비롯해 여러 가지 질병을 예방 및 퇴치하는 데에도 효과적이다.

사실 호두나 잣, 땅콩 등은 식물성 지방이 풍부한 식품들로서 돼지고기나 버터, 쇠기름 등과 같은 동물성 지방에 비해 훨씬 더 인체에 유익하다. 또한 이러한 것에는 필수 지방산과 불포화지방산이 많이 들어있어 피부를 곱게 해주고, 피부가 헐거나 거칠어진 것을 낫게 해주며, 습진이나 버짐 등의 피부 질환에도 좋은 것으로 밝혀졌다. "부럼을 많이 먹으면 부스럼이 없어진다."라는 옛말이 있는데, 이 말이 사실로 입증된 셈이다.

더욱이 오곡밥이나 약밥은 비타민과 철분, 칼슘, 단백질 등의 각종 영양소가 풍부하며 건강에도 아주 좋은 음식들이다. 오곡밥이나 약밥을 먹을 때 흔히 곁들여 먹는 갖가지 나물 무침이나 볶음 또한 마찬가지다.

게다가 우리나라에서는 예로부터 나물을 볶거나 무칠 때 식물성 기름을 많이 사용했는데, 이렇게 만든 나물은 영양가가 더욱 우수할 뿐만 아니라 항암 작용을 하는 등 건강에 더욱 유익하다는 사실도 밝혀졌다.

"정월 대보름에 나물을 잘 챙겨 먹으면, 여름에 더위를 잘 타지 않는다."라는 속설도 전해온다. 한방의 '오행학설(五行學說)'의 견지에서 보면, 오색(五色)이 모두 들어가는 오곡밥이나 오색 나물은 인체의 오장육부를 조화시켜 건강에 더욱 좋은 음식이 된다.

그러나 정월 보름날이 되면 사람들은 이처럼 밥을 자주 먹고 포식
하면서도 개에게는 밥을 주지 않는 풍습도 있었다. 『동국세시기(東國
歲時記)』에도 "이날(정월 대보름날)에는 개에게 밥을 주지 않는다. 개에게
밥을 먹이면 여름에 파리가 많이 끼고 마르기 때문이다."라고 했다.
여기에서 나온 말이 "개 보름 쇠듯 한다."라는 말인데, 정월 대보름날
굶는 개처럼 못 먹고 굶을 때 곧잘 쓰던 말이다.

최근 서울 강남에서는 '슈니발렌'이라는 독일의 전통 과자가 모양
이 호두와 비슷한 데다 망치로 깨 먹는 방식으로 인해 정월 대보름
날의 '부럼 깨기'와 유사하다 하여 각광받고 있다고 한다. 특히 젊은
이들 중에는 정월 대보름에 부럼으로 먹는 견과류 대신 이 '슈니발
렌'을 먹는 사람이 늘고 있다고 한다. 독일 로텐부르크 지방의 전통과
자로서 기름에 튀겨 만든, 바삭하고 동그란 공 모양의 '슈니발렌'이
우리의 전통 부럼을 대신하고 있다니, 글로벌 시대라서 그런 것일까?

어쨌든 절기에 맞는 음식을 선택해 먹는 풍습은, 우리 선조들의 오
랜 경험에서 터득한 합리적인 삶의 지혜인 것만은 분명하다.

■ 입춘과 시절 음식

중국과 우리나라 등지에서 예로부터 전해오는 '24절기(節氣)' 중에서

도 첫 번째 절기가 바로 '입춘(立春)'이다. '대한(大寒)'과 '우수(雨水)' 사이에 있는 이 '입춘'은 음력으로는 섣달(12월)에 들기도 하고 정월(1월)에 들기도 하는데, 양력으로는 보통 2월 4~5일경이 된다. 윤달이 들어있는 해에는 반드시 섣달과 정월에 '입춘'이 두 번 들게 되는데, 이것을 '복입춘(複立春)' 혹은 '재봉춘(再逢春)'이라고 한다.

'입춘'이란 말 그대로 새봄이 시작되었다는 뜻인데, 입춘날이 되면 옛날 대궐에서는 신하들이 지은 '춘첩자(春帖子)'를 붙이고, 민간에서는 '입춘방(立春榜)' 혹은 '춘축(春祝)', '입춘서(立春書)', '춘방(春榜)'이라 하여 '입춘대길(立春大吉)'이나 '건양다경(建陽多慶)' 같은 글귀들을 써서 집안의 기둥이나 대문, 문설주 등에 두루 붙이는 풍습이 전해 내려왔다.

입춘 때 가장 많이 써 붙이던 '입춘대길'은 "새봄을 맞아 경사스러운 일이 많기를 바란다."라는 뜻이며, '건양다경'은 "새봄의 밝은 기운, 즉 양기(陽氣)를 받아들인다."라는 뜻이다. 그런데 입춘 때 '건양다경'이란 글귀를 써 붙이는 데에는 그만한 이유가 있었다.

예로부터 전해오는 말에 '입춘 추위'라는 것이 있는데, 이 말은 입춘을 전후해서 추위가 반드시 찾아오기 때문에 나온 말이다. 그래서 "입춘 추위는 꿔다 해도 한다."느니 "입춘에 장독(오줌독) 깨진다."느니 하는 말까지 전해올 정도다.

그만큼 입춘 무렵이 춥다는 뜻인데, 이처럼 추운 때에 양기, 즉 따뜻한 기운을 받아들인다는 뜻을 지닌 '건양다경'이란 입춘방을 집안 곳곳에 써 붙여놓음으로써 새봄의 양기를 보다 많이 받아 추위도 이기고 건강도 지키자는 의미가 담겨있는 것이다.

옛날에는 입춘날 먹는 시절 음식으로 '오신채(五辛菜; 마늘, 달래, 부추, 무릇, 파 같은 자극성이 강한 야채류)'를 무쳐 먹는 풍습이 있었다. 입춘날에 오신채를 먹는 이유에 대해서는 임금이 사색당쟁을 타파하고 서로 화합하라는 의미에서 신하들에게 여러 나물을 함께 나누어 먹도록 한 데에서 유래되었다는 설이 있는가 하면, 일반 백성들이 식구들의 화목을 도모하고 인(仁)·의(義)·예(禮)·신(信)·지(志)를 북돋기 위해 오신채를 무쳐 먹게 되었다는 설도 있다.

또한 우리 인생에는 으레 다섯 가지 괴로움이 따르기 마련인데 매운맛을 지닌 다섯 가지의 오신채를 먹음으로써 그것을 되새기며 극복하라는 의미에서 나왔다는 설, 입춘경이 되면 양기가 부족해지기 쉬워 예로부터 양기 증진에 좋은 음식으로 알려져 있을 뿐만 아니라 겨울철의 추위를 이기는 데에도 좋은 열성(熱性) 식품들만 모은 오신채를 먹도록 했다는 설 등 여러 가지가 있다.

함경도 북청 지방에서는 입춘날에 무를 먹으면 늙지 않는다 하여 입춘날이 되면 온 가족이 함께 무를 먹고, 잡곡밥 대신 흰 쌀밥을 먹으며, 이날은 나이를 먹는 날이라 해서 명태 순대를 해 먹는 풍습도 있었다.

옛날에는 어떤 음식이 아주 맛있거나 신 나는 일이 생겼을 때 "입춘날 무순(筍) 생채(生菜)냐?"라는 말을 하곤 했다. 이 말은 입춘 때 먹는 무순 생채가 아주 맛있기 때문에 여기에 빗대어 쓰던 말이라고 한다.

또한 경남 창녕군 일대에서는 이날 새알심을 넣지 않은 팥죽을 먹고, 충청도에서는 이날 보리의 뿌리가 내리기 때문에 보리밥을 먹으면 좋다고 하여 보리밥을 해 먹는 풍습도 전해온다.

입춘을 전후에 받아놓은 빗물을 '입춘수(立春水)'라 했는데, 옛날에는 '입춘수'로 술을 빚어 마시면 아들 낳고 싶은 남자의 양기를 왕성하게 해준다고 여겼다. 또한 옛날에는 입춘 때 장을 담그는 일이 많았는데, 이 시기에 장을 담가야 소금이 덜 들어 삼삼한 장맛을 낼 수 있다고 보았기 때문이다.

입춘이나 대보름 전날 밤에 좋은 일을 하면 1년 내내 액(厄)을 면하고 복을 받는다는 이야기도 전해온다. 그래서 옛날에는 '적선공덕행(積善功德行)'이란 풍속도 있었는데, 이를테면 입춘이나 대보름 전날 밤에 몰래 냇물에 가서 사람들이 건너다닐 수 있는 징검다리를 놓는다든지, 험한 길을 좋게 다듬어 놓는다든지, 혹은 다리 밑에 기거하고 있는 거지나 가난한 사람들에게 밥을 해서 갖다 주거나 자선을 베푸는 등의 선행을 하면 그해의 모든 액을 면할 뿐만 아니라 복을 받는다는 것이었다.

입춘날에 날씨가 좋고 바람이 없으면 그해 풍년이 들고 병이 없으며 생활이 안정되지만, 만일 입춘날에 눈이나 비가 오거나 바람이 많이 불면 흉년이 든다는 속설도 전해온다. 특히 옛날에는 입춘날에 눈보라가 치거나 비바람이 치는 등 날씨가 나쁘면 '입춘치'라 하여 그해 농사에 나쁜 것으로 여겼다.

언젠가 입춘 바로 전날, 아내와 가깝게 지내는 어떤 분이 '입춘대길', '가화만사성(家和萬事成)'이라고 인쇄된 입춘방을 아내에게 주며 입춘날에 꼭 붙이라고 당부한 적이 있다. 하지만 우리 집에서는 이제까지 이런 것을 한 번도 붙여보지 않았기 때문에 잠시 망설였다. 그러다가 우리 가정을 축원해주고자 하는 그분의 마음이 고마워 이 입춘방을 현관문에 붙이기로 했다.

이 입춘방을 붙여놓고 잠시 바라보니, 계절은 아직 겨울이지만 봄이 어느새 성큼 다가온 것 같았다. 그러면서 올해에는 모든 일들이 잘 풀리고 가정에도 화목과 평화가 넘치리라는 생각이 들었다. 그렇게 되리라 믿으니, 꼭 그렇게 되지 않겠는가.

■ 봄철에는 특히 간에 좋은 식품을 먹어야 한다

한의학에서는 흔히 봄철을 '간왕지절(肝旺之節)'이라 하여 봄철이 되면 우리 인체 중 간(肝)의 활동이 더욱 왕성해지는 것으로 본다. 그래서 이러한 때에 과로나 과음 등으로 인해 무리를 하면, 간 기능이 다른 때보다 더욱 나빠질 뿐만 아니라 피로도 한층 심해지는 것으로 여긴다.

또한 봄철이 되면 온몸이 나른하며 졸리고, 정신이 몽롱하거나 기력이 없고, 입맛이 없고 피로를 많이 느끼는 등 이른바 '춘곤증(春困症)'을 겪는 사람들이 많다. 한의학에서는 이것도 봄철의 여러 가지

기후 변화와 변덕스러운 날씨 및 이에 제대로 적응하지 못하는 우리 인체 기능 등과 함께 왕성해진 간 기능 때문으로도 간주한다.

'음양오행설(陰陽五行說)'에서는 봄과 간은 오행상 모두 '목(木)'에 해당하며, 오행의 상생상극(相生相剋) 관계에 따라 '목'은 '토(土)'를 이기는 것으로 본다. 그런데 인체의 장기 중의 하나인 비(脾; 비장, 지라)는 '토'에 속한다. 다시 말해 오행상 '목'은 '토'를 이기기 때문에 봄철이 되어 '목'에 해당하는 간의 기능이 너무 왕성하게 활동하면, 그 여파로 인해 '토'에 해당하는 비와 비위(脾胃)의 활동이 방해받거나 억제된다는 뜻이다. 즉, 봄철에는 간의 활동이 왕성해지면서 비나 비위의 기능과 활동력은 상대적으로 약해지기 쉽다는 얘기다.

이로 인해 체질적으로 비위의 기능이 약한 사람(소음인)이나 비나 비위에 어떤 질병이 있는 사람은 봄철에 더욱 피로를 많이 느끼거나 소화가 잘 안 되고 입맛이 없는 등 여러 가지 증세가 더 잘 나타나게 된다. 뿐만 아니라 어떤 간장 질환이 있거나 과음이나 과로 등으로 간의 기운이 약화되어 있는 경우, 혹은 체질적으로 간 기능이 약한 태양인 등은 봄철에 더욱 피로를 많이 느끼며 간 기능이 더욱 나빠지기 쉽다.

한의학에서 봄철이 되면 인체의 간의 활동이 더욱 왕성해지는 것으로 보는 것도 바로 이러한 '음양오행설'에 근거한 것이다. 따라서 봄철이 되면 이처럼 왕성해진 간의 활동을 도와주고 간의 피로를 해소해줄 수 있는 식품들을 자주 섭취하는 것이 좋다. 특히 '간의 성약(聖藥)'으로 불리는 냉이를 비롯해서 쑥, 씀바귀, 미나리, 달래, 부추 등의 봄나물과 모시조개를 비롯한 각종 조개류는 예로부터 간에 좋은 식품으로 유명하므로 이런 것들을 많이 섭취하는 것이 바람직하다.

우리나라에서는 예로부터 이른 봄이 되면 파릇파릇 돋아난 쑥의 새싹을 뜯어다가 국을 끓여 먹었다. 『동국세시기』를 보면, "봄철에 어린 쑥을 뜯어서 쇠고기와 계란을 넣고 끓인 것을 애탕(艾湯)이라고 하는데, 애단자(艾團子)와 함께 해 먹는다."라고 쓰여 있다.

애탕이란, 어린 쑥을 살짝 데친 다음 알맞게 썰어서 다진 쇠고기와 함께 파, 마늘, 깨, 소금 등의 양념류를 넣어 완자 모양으로 빚은 후, 여기에 다시 달걀과 밀가루에 씌워서 별도로 준비해둔 육수에 넣고 끓여서 만든 음식을 말한다. 그리고 어린 쑥과 찹쌀가루를 섞어서 떡을 만든 다음, 이것을 볶은 콩가루와 꿀에 묻힌 음식이 애단자다.

이런 음식들은 옛날에는 자주 먹기 어려웠던 귀한 음식이었다. 그래서 옛날에는 가족이나 친지, 또는 친한 친구들끼리 하루 날을 잡아 함께 모인 다음 이 애탕과 애단자를 만들어 먹었는데, 이런 모임을 가리켜 '쑥국회'라고 했다.

이처럼 옛날에 '쑥국회'라는 모임까지 만들어 가면서 애탕과 애단자를 함께 나누어 먹었던 것은, 봄철에 막 돋아난 어린 쑥으로 이런 음식들을 만들어 먹으면 그해에 건강하고 무병하다고 여겼기 때문이다. 더불어 봄철에 왕성해진 간의 활동을 도와주고, 왕성한 활동으로 인해 약해지기 쉬운 간의 기운을 보강해주기 위해서였다. 물론 봄철에 흔히 나타나는 '춘곤증'을 예방 및 퇴치하고자 하는 목적도 있었다. 여기에다 새봄이 되어 모처럼 가족이나 친지, 친구들이 한자리에 모여 꽃구경도 하고, 맛있는 음식을 들며 봄날의 운치도 즐기고, 봄맞이도 함께하고자 하는 마음도 있었다.

이렇듯 이른 봄에 돋아나는 어린 쑥은 그 맛과 향기도 좋을 뿐만 아니라 우리 몸에 여러모로 좋은 식품이다. 특히 쑥은 춘곤증으로 인해 생기기 쉬운 피곤함이나 소화불량, 식욕 부진, 가슴 두근거림, 빈혈, 거친 피부 등에 좋은데, 그 이유는 쑥에 무기질과 비타민 A, 비타민 C 등이 아주 많이 들어있어 이런 증세를 물리치는 데 아주 효과적이기 때문이다.

쑥은 간의 활동을 도와주는 역할도 한다. 여기에다 쑥은 속을 덥게 해주고 냉을 쫓으며 복통이나 토사, 대하증, 월경 불순, 설사, 위장 질환 등을 다스리는 작용도 한다. 따라서 쑥은 여성 건강에 더욱 좋은 식품이다.

체질적으로 볼 때 비위의 기능이 약하고 냉할 뿐만 아니라 몸이 차가운 사람이 많은 소음인에게 쑥은 더욱 유익하다. 반면에 쑥은 원래 열성 식품이므로 몸에 열이 많은 소양인은 한꺼번에 너무 많이 먹지 않는 것이 바람직하다. 체질적으로 간 기능이 허약하며, 특히 봄철이 되면 허약한 간 기능으로 인해 다른 체질의 사람보다도 유난히 피로와 나른함을 많이 느끼는 태양인 또한 쑥으로 만든 음식들을 자주 먹기를 권한다. 태음인 체질 중에는 체질적으로 장(腸)의 기능이 좋지 않은데도 과음이나 과식 등으로 인해 배탈이나 설사가 생기는 사람들이 많다. 이럴 때에는 쑥개떡이나 쑥인절미, 쑥국 같은 음식을 먹으면 아주 효과적이다.

"대나무 그릇이 떨어지면 대나무로 고치고, 금 그릇이 깨지면 금으로 때운다."라는 옛말이 있는데, 간이 피로해지거나 나빠지면 간에 좋은 식품으로 보강해주는 것은 현명한 방법이라 생각된다.

■ 봄 밤 춥다고 삐쳐서 달아나는 사위는 누구인가

"겨울이 오면, 봄이 멀지 않으리."

영국의 낭만주의 시인 셸리는 이렇게 말했지만, 봄이 와도 추위는 금방 떠나지 않는다. 떠난 것 같다가도 갑자기 되돌아와서 다시 우리를 괴롭히는 게 바로 '꽃샘추위'라는 거다.

하얗게 쌓인 눈을 뚫고 샛노란 복수초가 피고, 꽃망울을 머금은 매화가 피어나고, 포근한 봄 날씨를 보이기에 봄이 온 줄 알았더니, 어느 날 갑자기 뒤통수라도 치듯 매서운 '꽃샘추위'가 들이닥친다. 이제 막 피어나려던 봄꽃들은 이에 화들짝 놀라 잠시 움츠러든다.

봄꽃들이 피는 걸 시샘이라도 하듯 투화풍(妬花風; 꽃샘바람)이 불어대고 황소 뿔도 오그라들게 만든다는, 그 매서운 '꽃샘추위'가 불쑥 들이닥치는 거다.

'꽃샘추위'가 들이닥치면 낮에는 기온이 올라가며 더웠다가도 갑자기 기온이 떨어지며 매서운 바람이 옷깃을 파고든다. 또 이런 변덕스러운 날씨와 차가운 바람에 특히 노약자나 어린이, 환자 등은 더욱 추위에 떨게 된다.

체질적으로 보면, 소음인 체질의 사람들 중에 특히 '꽃샘추위'에 약한 사람들이 많다. 소음인은 체질적으로 몸이 냉하고, 혈액순환이 잘 안 되며, 특히 손발이 차가운 탓이다. 더욱이 소음인은 날씨가 춥거나 추운 곳에 오래 있으면 가뜩이나 허약하고 냉한 비위의 기능이 더욱 나빠지며 건강을 해칠 염려마저 있다.

"봄 방 추우면 사위가 삐쳐서 달아난다."라는 옛말이 있다. 처갓집에 온 사위가 자는 방의 함실아궁이에 군불을 넉넉히 때주지 않아 사위가 밤새도록 '꽃샘추위'에 떨게 되면, 처갓집에서 대접을 제대로 받지 못했다고 생각한 사위가 삐쳐서 얼른 자기 집으로 돌아간다는 뜻에서 나온 말이다.

이처럼 처갓집에 갔다가 방이 춥다고 삐쳐서 달아난 사위 중에는 특히 소음인 체질인 사람이 가장 많았을 것 같다. 왜냐하면 앞서 언급한 대로 소음인은 원래 추위에 약한 체질인 데다가 기질적으로 작은 일로도 서운하게 생각하며 삐치기를 잘하기 때문이다. 소음인 사위를 둔 장모는 '백년손님'이라는 사위가 처갓집에 왔다가 삐쳐서 달아나지 않도록 가스비나 기름값이 많이 들더라도 방 안을 뜨뜻하게 해줄 필요가 있다.

체질적으로 추위에 강하고 오히려 몸에 열이 많아 더운 것을 싫어하는 경향마저 있는 소양인 장모라면, 자신의 체질이나 컨디션만 생각해 소음인 사위가 왔을 때 이 사위가 자는 방을 춥게 해서는 결코 안 될 것이다. 보다 현명하고 눈치 빠른 장모라면, 냉성 체질인 데다가 추위도 많이 타는 소음인 사위의 이 같은 체질적 특성을 고려하여 몸을 따뜻하게 해줄 수 있는 음식, 이를테면 쑥국이나 씀바귀나물, 부추전이나 파전, 냉이토장국, 달래무침, 매운 갈비찜, 염소탕, 해장국, 장어탕, 백숙, 인삼닭곰탕, 닭칼국수, 혹은 대추차나 생강차 같은 그 성질이 따뜻하여 몸 안을 덥혀주고 추위를 물리치는 데에도 좋으며 소음인 체질에 여러모로 이로운 음식들을 내놓을 것이다.

장모 노릇 하기도 힘들겠지만 어쩌겠는가. 사랑하는 딸을 위해서라면 이 정도는 해야 하지 않을까.

■ 단옷날에 먹던 **수리취떡**,
　단옷날에 준비하던 상비약 **쑥과 익모초**

옛날에는 음력 5월 5일, 그러니까 단옷날이 되면 산야에 나가 쑥잎을 뜯어다가 짓이긴 후 멥쌀가루와 잘 섞어 둥글넓적하게 만든 떡을 먹는 풍습이 있었다. 이 떡을 가리켜 흔히 '수리떡'이라고 하는데, 민간에서는 '쑥개떡' 혹은 '개떡'이라고도 했다.

단옷날은 다른 말로 수릿날이라고도 하며, 이날 쌀가루에다가 수리취나물의 잎사귀를 넣어 떡을 만든 후 그 위에다가 둥근 수레바퀴 모양의 문양(紋樣)이 있는 떡살을 찍은 절편을 먹는 풍습도 있었다. 이렇게 만든 떡을 가리켜 '수리취떡'이나 '수리취 절편' 또는 '단오떡'이라고 했다. 이때의 '수리치' 혹은 '수리취'라는 말은 고어(古語)에서 수레바퀴를 뜻한다. 또한 고어에 '술위'라는 말이 있는데, 이 말은 수레를 가리키는 말이다.

옛사람들은 더위가 막 시작될 무렵인 단옷날에 수레바퀴 모양의 수리취떡이나 쑥개떡 같은 것을 먹게 되면 대자연의 좋은 기(氣)가 보충되어, 다가올 여름철에도 원기를 잃지 않고 수레바퀴가 술술 잘 굴러가듯 무난히 여름을 넘길 수 있다고 여겼다. 따라서 '수리취떡'이란 이름은 수리취나물을 넣어 만든 떡이라고 해서 붙여진 이름이기도 하지만, 그 모양새가 마치 수레바퀴와 같다고 해서 붙여진 이름이기도 한 것이다.

예로부터 속이 냉하여 임신이 잘 안 되는 여인이 단옷날에 수리취떡이나 쑥개떡을 먹으면 아이를 가질 수 있다는 속설도 전해온다.

옛날에는 해마다 단옷날이 돌아오면, 여인네들은 쑥과 익모초(益母草)를 뜯어 상비약으로 준비해두는 풍습도 있었다. 그래서 이날에는 집 안에만 갇혀 지내던 규수들까지 모처럼 집 밖으로 나와 산야를 돌아다니며 쑥과 익모초도 뜯고, 싱그러운 자연 속에서 봄 내음을 맡으며 해방감을 만끽했다.

이처럼 여인네들이 쑥과 익모초를 뜯어 상비약으로 준비해두었던 이유는, 이 무렵이 대자연의 양기(陽氣)가 가장 왕성한 때이므로 이때 채취한 이런 약초들의 약성(藥性) 또한 가장 좋은 것으로 여겼기 때문이다. 더욱이 단옷날에 채취한 쑥과 익모초는 그 양기가 아주 왕성하다 하여, '아들 낳는 풀'이라고도 불렀다.

옛 의서인 『명의별록』에서 "쑥은 백병(百病)을 구(灸)한다."라고 했는데, 이것은 쑥이 흔히 갖가지 병의 구술(灸術; 뜸으로 병을 고치는 일)을 시행하는 데 가장 기본적인 재료로 널리 쓰일 뿐만 아니라 그만큼 많은 질환의 치료에 쑥이 좋다는 뜻이다. 또한 쑥은 마늘과 더불어 단군신화에 나올 정도로 우리 인간과의 역사가 아주 오래된 약초다.

『본초강목』에는 쑥에 대해 "쑥은 기혈(氣血)을 다스리고 속을 따뜻하게 하며 냉한 기운을 쫓는다. 모든 출혈을 멎게 하며 복부를 따뜻하게 덥혀 주고 경락(經絡)을 고르게 한다. 태아를 편하게 해주며 복통과 냉리(冷痢), 곽란으로 사지가 틀리는 것을 다스린다."라고 기록해 놓았다.

쑥은 예로부터 바닷가나 섬에서 나는 것이 그 약효가 더욱 좋은 것으로 알려져 있다. 특히 강화도와 인천 앞 자월도(紫月島), 백령도 등지에서 나는 쑥이 약효가 좋기로 유명하다. 시기적으로는 음력 5월 단오를 전후해서 채취한 것이 약재로서는 가장 좋은 것으로 간주한다.

평소 속이 냉하거나 월경 불순, 대하증, 자궁 출혈 등의 증세가 있는 여성은 비단 단옷날뿐만이 아니라 평소에도 쑥이나 익모초가 들어간 탕약(湯藥)이나 쑥개떡, 쑥버무리, 쑥인절미, 쑥국이나 애탕, 쑥수제비 같은 음식들을 자주 먹는 것이 좋다.

옛사람들은 익모초를 가리켜 '산모가 바람을 치는 약'이라 하여 산후의 부인에게 익모초가 아주 좋은 것으로 보았다. 그 이유는, 익모초가 산모의 자궁 수축을 돕고, 출산으로 인한 출혈과 어혈(瘀血)을 제거해주며, 산후에 생기기 쉬운 복통이나 산후 허약 등에 좋은 것으로 여겼기 때문이다.

익모초는 비단 산모뿐만이 아니라 모든 여성에게 여러모로 유익한 약재로도 여겨져 왔는데, 여성들이 흔히 겪는 생리통이나 생리불순을 비롯해서 여성들의 아랫배가 찬 증세, 무월경이나 월경 과다, 혈액순환 장애 등에 익모초가 좋기 때문이다.

이 점은 이미 많은 여성이 경험을 통해서 잘 알고 있다. 익모초에 '익모(益母)'라는 이름이 붙은 것도, '어머니(부인, 여성)에게 이롭다'는 뜻에서다. 생리통이 심한 여성은 익모초 30~60g을 물 한 되에 넣고 달여서 물이 3분의 1 정도가 되면 그 우러난 물을 마시면 좋다. 이 약물에 다시 닭이나 오리를 넣고 삶은 후 그 물을 마시면 더욱 좋다. 최근에는 익모초 달인 물이 높은 항암 작용을 하며, 특히 자궁암과 유방암과 같은 여성들의 암에 효과적이라는 연구 결과도 자주 발표되고 있다.

이처럼 익모초는 여성들에게 특히 좋은 약초지만, 쓴맛이 아주 강해 익모초를 그냥 달여서 먹으면 먹기 어렵다는 사람들이 많다. 그래서 요즘에는 환(丸)으로 만든 익모초, 즉 익모초 환으로 복용하는 사람들도 많다.

익모초는 비단 각종 부인과 질환뿐만이 아니라 고혈압이나 협심증, 신경쇠약, 습진, 가려움증, 종기 등에도 좋은 것으로 알려져 있다.

또한 익모초는 강심 작용을 비롯해서 지혈 작용, 혈압 강하 작용, 피부진균 억제 작용, 약간의 이뇨 작용 등도 한다.

옛날에는 익모초가 여름철의 더위를 이기는 데에도 좋다고 하여 여름철이 되기 전, 익모초에 감초를 넣고 끓인 물이나 이 물에 꿀을 탄 것을 먹었다. 더위로 인해 열이 나고 토할 때에는 익모초를 생즙으로 내어 마시기도 했다. 익모초의 씨앗도 약으로 써 왔는데, 오랫동안 꾸준히 익모초 씨앗을 물에 넣고 달여서 먹으면 눈이 밝아진다고 한다.

그러나 한방에서는 익모초를 성질이 차가운 약재로 여긴다. 따라서 몸이 찬 소음인 체질의 사람이나 평소에 배가 차가운 사람 등은 익모초를 한꺼번에 많이 먹게 되면 복통이나 설사를 유발할 수 있으므로 유의해야 한다.

시절(時節)과 그 시절에 나오는 식품이나 약초들의 약성 및 대자연의 특성, 그리고 이것들과 질병 및 체질과의 상관관계를 면밀히 살펴, 이를 실생활에 적극 활용한 선인들의 지혜가 놀랍게 느껴질 뿐이다.

■ 바람도 '약'이다

표고버섯이 여러모로 건강에 좋다는 것은 이미 널리 알려진 사실이다. 우리나라에서는 예로부터 제주도에서 나는 표고버섯, 그중에서도 한라산 중턱에서 나는 표고버섯을 가장 높이 평가했다. 그래서 옛날에는 한라산 중턱에서 나는 표고버섯은 궁중에 바치는 진상품이었다. 궁중에서는 제주도에서 올라온 이 표고버섯으로 여러 가지 음식들을 만들었는데, 특히 만두를 빚을 때에는 반드시 제주도산 표고버섯이 두부, 잣 등과 함께 만두소로 들어갔다. 이것은 제주도산 표고버섯이 단지 맛이 좋기 때문만은 아니었다. 그보다도 제주도산 표고버섯의 약성(藥性)이 아주 뛰어났던 것이 보다 큰 이유였다.

옛사람들은 바다에서 불어오는 해풍(海風) 속에 여러 가지 독특한 약기운, 즉 약성이 있다고 여겼다. 특히 제주도의 해풍 속에는 제주도에서 자생하는 표고버섯의 맛과 약효를 높여주는 약기운이 많이 스며 있다고 여겼다. 다시 말해 제주도의 표고버섯이 맛도 뛰어나고 그 약성도 좋은 것은, 제주도에서 부는 '약(藥) 바람(해풍)' 때문이라는 것이었다.

강화도의 약쑥은 예로부터 다른 지역의 약쑥보다도 그 약효가 뛰어날 뿐만 아니라 향이 순하고 독성이 적은 것으로 유명하다. 옛사람들은 이것도 강화도 일대에서 부는 해풍 속에 약쑥의 약효를 높여 주는 약성이 많고, 약쑥의 독성을 제거하여 향을 순하게 해주는 약기운이 많이 깃들어있기 때문으로 보았다.

그래서 "한라산 중턱에서 부는 약 바람은 표고를 키우는 바람이요, 강화도 마니산 중턱에서 부는 바람은 약쑥을 키우는 바람"이라는 말도 전해온다. 그만큼 제주도의 해풍 속에는 표고버섯의 맛과

약성을 높여주는 약기운이 많고, 강화도의 해풍 속에는 약쑥의 약효
를 높여 주며 약쑥의 독성을 제거하여 향을 순하게 해주는 약기운
이 많다는 뜻이다.

옛사람들은 그야말로 눈에 보이지도 않고 손에 잡히지도 않는 바
람까지도 그냥 보아 넘기지 않고, 그 바람 속에 깃들어있는 약성까지
도 찾아냈던 것이다. 뿐만 아니라 이 바람이 약재나 식물에 미치는
영향과 그 상관관계까지도 자세히 살폈던 것이다.

■ '유두일'에 먹던 유두 음식들 왜 먹었나

옛날에는 음력 6월 보름날(음력 6월 15일)을 '유두날' 혹은 '유두일(流頭
日)'이라 하여, 가족이나 가까운 사람들과 함께 경치 좋은 시냇가나 폭
포로 가서 동쪽으로 흐르는 물에 머리를 감고 목욕을 하는 풍습이
있었다. 그런 다음 시원한 나무 그늘 아래에 둘러앉아 준비해 간 음
식과 술을 들며 하루를 즐겼는데, 이것을 '유두연(流頭宴)'이라고 했다.

옛사람들은 이렇게 함으로써 온갖 나쁘고 불길한 것들이나 병마
따위를 흐르는 물에 다 씻어낼 수 있다고 여겼다. 이와 함께 더위도
물리치고 질병을 예방하고자 하는 목적도 있었다.

특히 '유두날'에 국수를 먹으면 명(命)이 길어지고 더위도 물리칠 수

있다고 믿었다. 그래서 이날에는 누구나 그 무렵에 나는 햇밀로 국수를 만들어 먹었는데, 이날 먹는 국수를 '유두면(流頭麵)'이라고 했다. 또한 이날에는 밀쌈(밀전병에 나물과 고기, 깨소금, 꿀 등으로 소를 넣은 음식)이나 편수(片水; 얇게 밀어서 편 밀가루 반죽에 채소로 만든 소를 넣고 네 귀를 붙인 다음 끓는 물에 익혀 장국에 넣어 먹는 여름철 음식), 수단(水團; 찹쌀가루나 밀가루를 빚어 삶은 다음 이것을 시원한 꿀에 넣고 잣을 띄운 음식으로서, 유두날에는 밀가루로 만든 것을 먹음) 등과 같은 유두 음식을 만들어 먹기도 했다.

이 무렵에 새로 나기 시작하는 수박이나 참외 같은 햇과일도 함께 먹었는데, 이들 과일 역시 시원하고 수분이 많아 여름철의 더위를 물리치는 데에는 제격이었다.

『농가월령가』「6월령」을 보면, 이런 내용이 있다.

"삼복(三伏)은 속절(俗節)이요 유두는 가일(佳日)이라
원두밭에 참외 따고 밀 갈아 국수하여
가묘(家廟)에 천신(薦新)하고 한때 음식 즐겨 보세
부녀는 헤피 마라 밀기울 한데 모아
누룩을 디디어라 유두면을 혀느니라
호박나물 가지김치 풋고추 양념하고
옥수수 새 맛으로 일 없는 이 먹어보소."

이런 노래만 보더라도 '유두날'에 국수를 즐겨 먹었던 걸 알 수 있다. 그런데 국수는 그 맛이 좋고, 특히 입맛을 잃기 쉬운 여름철의

별미로 그만이지만, 자칫 과식하거나 잘못 먹으면 탈이 나기 쉽다. 그래서 예로부터 국수를 먹을 때에는 무생채나 무김치, 깍두기, 무장아찌 같은 무 반찬을 곁들여 먹도록 했는데, 이렇게 함께 먹으면 맛도 더욱 좋을 뿐만 아니라 소화도 잘 되고 국수로 인한 탈을 막을 수도 있었기 때문이다.

옛말에 '국수 독에는 무즙'이라는 말이 있는데, 이 말은 국수를 잘못 먹고 탈이 났을 때에는 무즙이 최고라는 뜻이다. 옛날에는 국수를 잘못 먹고 탈이 나면 곧 강판 같은 것에 무를 갈아서 즙을 낸 다음, 여기에다 더운 물을 약간 붓고 소금을 타서 먹도록 했다. 또는 무를 칼로 잘게 다진 후 꿀을 약간 넣은 다음, 더운 물을 타서 먹이기도 했다.

무는 예로부터 '자연이 빚어 낸 소화제'라고 불릴 만큼 여러 소화 효소가 많이 들어있는 식품이다. 특히 무에는 리그닌이라는 식물 섬유가 많이 들어있는데, 이것이 소화가 더욱 잘 되도록 촉진하는 역할을 한다.

또한 무는 이뇨 작용을 촉진하고 장내의 나쁜 물질들을 몸 밖으로 배출하는 역할도 한다. 무의 매운맛에는 항균력이 뛰어난 성분이 들어있는데, 이것이 대장균을 비롯하여 호모상구균이나 곰팡이 등의 생육을 억제하고 식중독 예방 및 퇴치에도 좋은 효능을 발휘한다.

■ 복날에 왜 팥죽을 함께 먹었을까

사람들은 복날[伏日]이 되면 흔히 삼계탕이나 보신탕을 먹는 것으로 알고 있다. 물론 틀린 것은 아니다. 하지만 옛날에는 복날이 되면 이런 음식들과 함께 꼭 팥죽을 쑤어 먹는 풍습이 있었다. 『동국세시기』에도 "이날(복날)에는 붉은 팥으로 죽을 쑤어 먹는다."라고 기록되어 있다.

복날에 팥죽을 먹었다고 하면 좀 의아하게 생각하는 사람들도 있을 것이다. 추운 겨울이나 동짓날도 아닌, 무더운 복날에 왜 뜨거운 팥죽을 먹는단 말인가 하고 말이다.

그 이유는 우선, 복날에 팥죽을 먹으면 더위와 더위 병을 물리칠 수 있다고 여겼기 때문이다. 특히 옛사람들은 팥이 그 성질이 차가운 냉성 식품으로서 더위와 몸의 열기를 식혀주는 역할을 하는 것으로 보았다. 아울러 팥은 서독(暑毒: 더위의 독기)을 비롯하여 열독(熱毒: 더위로 인해 생기는 발진의 일종), 주독(酒毒), 육류를 잘못 먹고 생긴 식중독 등에도 좋은 식품으로 여겼다. 팥을 해독 작용이 뛰어난 식품으로 간주했던 것이다.

옛 의서인 『약성본초(藥性本草)』에는 "팥은 열독을 다스리고 악혈을 없앤다."라고 했고, 『명의별록』에는 "팥은 한열(寒熱: 오한과 신열이 나는 병증)과 몸 안의 열을 다스리며 소변을 이롭게 한다."라고 했다.

오행(五行)으로 살펴보면, 팥은 '화(火)'에 속하면서 오색 중에서는 붉은색인 '적(赤)'에 해당한다. 심(心: 심장)과 심기(心氣)를 보호 및 보강해 주는 역할을 하며, 더위를 물리치고, 몸속의 탁하고 나쁜 기운을 배출해주는 작용을 한다.

그런데 최근 팥이 우리 몸 안에 들어온 독성분을 제거한다는 것이 과학적으로 밝혀졌다. 이와 함께 팥이 간 기능을 향상해주고, 알코올의 분해를 빠르게 하도록 도와준다는 사실도 입증되었다.

요즘에는 여름철에 팥죽 대신 팥빙수를 많이 먹는데, 냉성 식품인 팥을 시원한 얼음과 섞어 먹음으로써 더위를 식히고자 하는 방법이라 할 수 있다. 그러나 팥빙수의 주재료인 팥과 얼음은 모두 냉성 식품이므로 자칫 배탈이나 설사를 일으킬 수 있다. 따라서 속이 냉하고 배탈이나 설사가 잘 생기는 소음인 체질이나 체질적으로 장(腸)의 기능이 약한 태음인은 차가운 팥빙수를 피하고 대신 옛날처럼 따끈한 팥죽을 먹는 게 좋다.

■ 여름철 건강에 좋은 전통 건강 음료

요즘 같은 청량음료도 없었을 뿐만 아니라 가난했던 옛날에는 더운 여름철에 땀을 많이 흘리고 갈증이 나면, 우물에서 금방 길어 온 찬 물에 간장을 약간 타서 마시곤 했다. 때로는 이 우물물에 간장과 함께 파와 풋고추도 약간 썰어 넣고 식초도 몇 방울 떨어뜨린, 즉 양념간장을 탄 '장(醬) 물'이라는 것도 만들어 먹었다. 이러한 것들을 먹음으로써 더위와 갈증을 해소하는 한편 땀을 많이 흘려 부족해진 소금기와 수분을 보충하기 위해서였다.

예나 지금이나 여름철이 되면 소금으로 약간 짭짤하게 간을 맞춘 콩국수나 콩물을 먹곤 하는데, 이 또한 땀을 많이 흘려 부족해진 몸속의 소금기와 수분을 모두 보충할 수 있는 것은 물론 맛도 좋고 원기 회복에도 좋기 때문이다.

옛날에 궁중이나 부유한 양반층에서는 여름철이 되면 시원한 꿀물에 송홧가루를 타고 잣도 몇 개 띄운 송화밀수를 비롯해서 오미자를 하룻밤 동안 물에 담가두었다가 우러난 빨간 오미자 물에 꿀과 약간의 소금을 타고 수박이나 잣도 넣은 오미자 화채를 즐겨 먹었다.

소나무의 꽃가루는 흔히 송황이나 송화 혹은 송홧가루로 불리는데, 송화는 예로부터 밀과나 밀수의 재료로 많이 쓰여왔으며, 옛사람들은 송화가 기를 돋우어주고 폐를 보호하며 고혈압과 두통, 신경통, 심장 질환, 중풍 등에 좋은 것으로 여겨왔다.

소나무의 꽃가루인 송화는 보통 오뉴월에 피기 시작하여 일주일쯤 지나면 활짝 펴서 바람에 날린다. 그래서 옛사람들은 송화가 반쯤 필 무렵에 송화를 꽃대째 꺾어 넓은 그릇에 이를 펴서 3~4일간 말린 다음, 이것을 보자기 위에서 툭툭 털어서 그 가루를 모았다. 그런 후에 이 가루를 물에 씻어 불순물과 쓴맛을 없앤 다음 다시 물에 넣었다가 말리고, 체에 치고 하는 등 번거로운 과정을 거쳐 송홧 가루를 만들어냈다. 그리고 이를 통풍이 잘 되는 곳에 매달아두고 다식이나 송화밀수 등의 재료로 썼다.

끓여서 식힌 물이나 생수에 꿀을 탄 꿀물에 송홧가루를 타고 잣을 띄운 송화밀수는 원래 궁중 음식의 하나였으며, 여름철 무더위때 더위를 식혀주는 건강 음료로 유명하다. 샛노란 송화밀수는 보기에도 참 좋다. 약재상에 가면 송홧가루를 구할 수 있으므로 이를 구해다 가족 건강을 위해 송화밀수를 만들어 먹는 것도 좋을 것 같다. 송화는 비록 알레르기성 비염 같은 질환을 일으키는 원인 물질이기도 하지만, 맛있고 건강에 유익한 건강식품이기도 한 것이다.

궁중이나 양반층에서는 예로부터 여름철이 되면, 송화밀수나 오미자 화채 말고도 오미자 물에 다시 맥문동(麥門冬)과 인삼을 넣고 달인후 식혀서 꿀과 얼음을 넣은 '생맥산(生脈散)'이란 시원한 한방 음료를 만들어 먹기도 했다.

'생맥산'이란 한방 음료는 주로 여름철에 먹던 음료로서 그 맛과 향도 아주 좋을 뿐만 아니라 건강 음료로도 손색이 없다. 특히 이 음료의 주재료로 들어가는 맥문동은 우리나라 중부 이남의 산야에서 습하고 그늘진 곳에서 자생하거나 농가에서 재배도 하는 다년생 초본으로서 그 뿌리의 괴근이 주로 약용으로 쓰인다.

맥문동은 예로부터 보음(補陰), 청폐(淸肺), 거담 및 자양제 등의 약재로 널리 이용되어 왔는데, 특히 강장 효능이 좋고 폐기 보강에 좋은 것으로 알려져 있다. 원기를 북돋아주고 체력을 증진하는 효능도 있어, 몸이 허약한 사람이나 노인, 환자 등에게 더욱 좋은 것으로 여겨왔다.

맥문동은 번뇌를 없애고, 위를 보하며, 독을 없애는 효능도 있다. 마른기침을 하거나 폐결핵으로 피를 토할 때, 몸이 허하여 열이 날 때, 몸에 열이 나고 진액이 마를 때, 갈증이 자주 날 때, 당뇨, 변비, 심장 허약, 더위를 많이 탈 때, 양기가 쇠했을 때 약으로 쓰기도 한다.

『동의보감』에는 "맥문동을 오래 복용하면 몸이 가벼워지고 천수를 누릴 수 있다."라는 기록도 보인다. 옛날에는 국이나 찌개 같은 음식을 만들 때 맥문동을 함께 넣어 가족 건강을 지키고자 했다.

맥문동은 그 성질이 차갑고 더위를 식혀 주는 역할도 하므로 여름철 음료로서 더욱 적합하다. 그러나 맥문동은 성질이 차가워 비위가 약하고 냉하여 설사하기 쉬운 소음인이나 속이 차거나 장이 나빠 설사를 잘 하는 사람에게는 부적합하다. 단, '생맥산'에는 인삼과 꿀과 같은 열성 식품이 함께 들어가므로 소음인 체질인 사람도 생맥산을 너무 차게 하지 않는다면 먹어도 무방하다.

인삼이나 꿀 자체는 소양인 체질에 적합하지 않지만, 인삼이나 꿀의 열성을 맥문동과 오미자가 중화하는 역할을 하므로 소양인이 먹어도 별 지장은 없다. 그러나 소양인은 소음인과는 달리 생맥산을 차게 해서 먹는 게 좋다. 여기에서도 열성 식품과 냉성 식품의 조화와 융합을 통해 개별 식품으로 인한 부작용을 막고자 한 옛사람들의 지혜와 슬기를 엿볼 수 있다.

'생맥산 냉차'는 특히 태음인에게 더욱 좋은데, 우선 '생맥산'의 주재료인 오미자와 맥문동이 모두 태음인의 허약한 폐기를 보강해주는 데에 좋기 때문이다. 게다가 인삼도 태음인의 체질에 적합하며, 특히 '생맥산 냉차'는 체질적으로 땀을 흘리는 태음인에게는 더욱 좋은 건강 음료가 된다.

조선시대 때에는 여름을 앞둔 단옷날이 되면 궁중의 내의원에서 오매육(烏梅肉)·사인(砂仁)·백단향(白檀香)·초과(草果) 등의 약재들을 곱게 가루로 만들어 꿀에 버무려 끓였다가 냉수나 얼음물에 타서 먹는 한방 청량음료인 '제호탕(醍湖湯)'을 만들어 임금에게 진상하면, 임금이 이 제호탕을 받아 부채와 함께 기로소(耆老所; 조선 시대 때에 70세가 넘는 정이품 이상의 문관들을 예우하기 위하여 설치한 기구)에 하사하는 풍습이 있었다. 노인들의 기력 증진과 체력 보강은 물론 몸이 허약한 노인들에게 특히 좋으며 여름철 건강 유지에도 좋은 약재들로 만든 제호탕을 들고 다가올 여름철에도 건강하게 잘 지내라는 배려와 우대에서 나온 풍습이었다. 옛날에 궁궐이나 양반층에서는 복날이 되면 제호탕을 먹는 풍습도 있었다.

제호탕은 그 맛이 좋고 시원하며 심신을 상쾌하게 해주는 등 여름철 건강 음료로서 아주 적합하다. 『동의보감』에서는 이 제호탕이 "서열(暑熱; 심한 더위)을 풀고 번갈(煩渴; 열이 나며 목이 마르는 증상)을 그치게 한다."라고도 했다.

여름철이 되면 몸이 나른하면서 기력이 없고 만사가 다 귀찮으며 속이 울렁거리고 밥맛도 없는데 물만 자꾸 들이킨다는 사람들이 많다. 이것이 우리가 흔히 말하는 '더위 먹었다'고 하는 증세인데, 한방에서는 이를 서증(暑證)이라고 한다. 그런데 『동의보감』을 비롯해서 『의방유취(醫方類聚)』, 『방약합편(方藥合編)』 등 옛 의서에서는 이러한 서증 치료에 제호탕이 좋은 것으로 보고 있다.

뿐만 아니라 한방에서는 제호탕이 비위(脾胃)를 도와 음식의 소화를 돕고 식욕을 촉진하며, 더위와 술독을 풀어주고, 구토와 갈증을 멈추게 하며, 장을 튼튼하게 해주는 데에도 좋은 것으로 여긴다.

불가(佛家)에서는 '제호'라는 말의 의미에 '깨달음의 경지에 오르다' 라는 뜻이 담겨 있으며, '제호미(醍醐味)'라 하여 오미(五味)의 다섯째로 최상의 지극한 정법(正法) 또는 불성(佛性)에 비유하기도 한다.

제호탕은 예로부터 극히 맛이 좋은 음료의 대명사로 쓰이기도 했다. 때문에 옛날의 귀족이나 부유층은 제호탕을 넉넉히 만들어 백자 항아리에 담아 놓고는 더울 때 귀한 손님이 오면 시원한 냉수나 얼음물에 타서 내놓기도 했는데, 이걸 먹게 되면 가슴속이 시원하고 그 향기가 오래도록 가시지 않는다고 했다.

이런 제호탕에는 다음과 같은 이야기도 전해온다.

조선조 중기의 명신(名臣) 한음(漢陰) 이덕형(李德馨)은 임진왜란 때 30 대 초중반의 젊은 나이였음에도 뛰어난 능력과 높은 덕망을 바탕으로 형조, 병조, 이조 판서 등의 요직을 두루 역임했다. 특히 그는 중국 명(明)나라에 청원사(請援使)로 가서 원군(援軍)을 요청하여 성공하는 등 외교 분야에서 많은 공을 세웠다. 이순신(李舜臣) 장군이 누명을 쓰고 하옥되었을 때에는 그를 위해 적극적으로 변호하기도 했다.

이런 이덕형이 임진왜란이 끝난 후 영의정이 되어 전쟁으로 인해 전소된 창덕궁 중수의 도제조를 겸하게 되자 그는 더욱 바빠졌다. 해야 할 일들이 너무나 많고 바빠서 본가에 자주 들어갈 수조차 없었다. 그래서 대궐과 가까운 곳에 작은 집 하나를 마련하여 소실 하나를 두고 잠깐씩 이곳에 들러 식사도 하고 쉬기도 했다.

그러던 어느 무더운 여름날, 이덕형은 더위에 지쳐 잠시 쉬기 위해 이곳에 들렀다. 그러자 소실은 그를 반갑게 맞으며 미리 준비해두었던, 아주 시원한 제호탕을 내왔다.

그런데 이덕형은 소실이 가져온 제호탕과 소실의 고운 얼굴을 번갈아 쳐다보더니, 제호탕은 마시지도 않고 그대로 둔 채 돌연 밖으로 나가버리는 것이 아닌가. 뿐만 아니라 그 이후로는 이 소실의 집을 찾지 않았다.

한음 이덕형과 어려서부터 막역한 친구이자 당시 뛰어난 명신으로서 서로 라이벌 관계이기도 했던 오성(鰲城) 이항복(李恒福)이 이 이야기를 전해 듣고 이덕형을 찾아가 왜 소실을 찾지 않느냐고 물었다. 그러자 이덕형은 이런 말을 한다.

"날씨가 너무 덥고 갈증이 심해 시원한 제호탕이 생각나던 차에 그곳을 찾았는데, 그런 내 마음을 금방 알아차리고는 말도 꺼내기 전에 이미 준비해두었던 제호탕을 가져오는 게 아닌가. 어찌나 영리하고 예쁜지……. 하지만 지금 이 바쁜 시국에 해야 할 일이 많은 내가 그런 여인에게 현혹되면 나라 일이 어찌 되겠나?"

결국, 이덕형은 소실의 총명함과 미모에 현혹되어 혹 나라 일을 그르치지나 않을까 하는 걱정에서 눈물을 머금고 그녀를 멀리 했던 것이다.

무더운 여름철에 우선 먹기에는 공장에서 쏟아져 나오는 각종 가공 음료들이 좋을지 모르나 이러한 것들은 대개 당분이 많고 칼로리도 높으며 건강에도 그다지 좋지 않다. 이런 가공 음료 대신 여러모로 몸에 좋은, 우리의 전통 건강 음료를 자주 들도록 권한다.

| 생맥산(生脈散) 냉차 만드는 법 |

1) 우선 오미자 1/2컵을 찬물 6컵에 담근 후 하룻밤 담가두어 빨갛게 우러나도록 한다.
2) 이렇게 해서 우려낸 빨간 오미자 물에 맥문동 1컵과 인삼 약간을 함께 넣는다. 그런 다음 이것을 뭉근한 불로 끓인다.
3) 이것을 식혀서 냉장고에 보관해두고, 먹을 때 꿀이나 황설탕을 타서 먹으면 된다.

이 생맥산 냉차는 『동의보감』에 나오는 '생맥산'에 근거한 것으로서 그 맛과 향기도 아주 좋을 뿐만 아니라 건강 음료로서도 손색이 없다.

■ 겨울철 건강에 적합한 음식

   겨울철에는 흔히 날씨가 추울 뿐만 아니라 바람이 심하게 불고, 일 교차가 클 때가 많다. 또 이렇게 되면 사람들은 추위로 인해 활동력이 둔해지며, 신체의 리듬을 잃고 몸의 컨디션이 나빠지기 쉽다. 각종 바이러스에 대한 저항력이 떨어져 감기에 걸리기 쉽고, 여러 가지 질병에도 약해진다.

   우리의 선인들은 예로부터 이러한 겨울철에 건강 유지와 질병의 예방 및 퇴치를 위해서는 무엇보다도 '식보(食補)'가 가장 중요하다고 여겼다. 즉, 겨울철에 적합한 음식의 보충을 통해 추위 등으로 인해 약해진 몸을 회복하고, 겨울철에 잘 생기는 질병들을 예방 및 퇴치하고자 했던 것이다.

   특히 겨울철은 추운 계절이므로 화(火)에 속하는 식품, 다시 말해 그 성질이 뜨거운 열성 식품이나 따뜻한 온성 식품을 많이 먹는 것이 바람직하다고 보았다. 이를테면 열성 식품이나 온성 식품에 속하는 수수, 좁쌀, 팥, 파, 마늘, 생강, 참깨기름 및 들깨기름, 콩기름, 낙화생기름, 인삼, 도라지, 꿀, 대추, 곶감 등이나 지방질이 많은 돼지고기 같은 식품들로 만든 음식들을 자주 먹도록 권했다. 이러한 식품이나 음식들이 겨울철의 추위를 막아주고 부족해지기 쉬운 영양분을 보충해주며, 감기를 비롯하여 기침과 가래, 재채기, 콧물, 코막힘, 발열, 오한 등의 증세와 기관지염 및 기관지 천식, 폐렴 등 겨울철에 잘 나타나거나 악화되기 쉬운 질병들을 예방 및 퇴치하는 데 효과적이기 때문이다. 과학적으로도 그 효능이 충분히 입증되었다.

또한 겨울철에는 메줍쌀과 함께 파를 송송 썰어 넣어 만든 파죽이 좋으며, 파와 생강을 갈아 넣어 만든 파 된장국이나 찌개를 자주 먹으면 감기에 아주 좋은 것은 물론 몸을 따뜻하게 해주는 등 겨울철 건강 유지에 여러모로 좋은 것으로 유명하다. 차 중에서는 생강차나 인삼차, 유자차 혹은 유자청이 가장 좋은 것으로 여겼다.

옛 문헌인 『오행대의(五行大義)』를 보면, 이런 내용의 글이 나온다.

"…… 모름지기 겨울에는 수수와 돼지고기를 먹어라. 수수는 화(火)에 속하고, 돼지는 수(水)의 가축이다. 불과 물을 겸비하므로 겨울 음식이 된다. 이들 음식의 뜻은 모두 다 같다. 봄에는 춥고 바람이 차가우므로 따뜻한 것을 먹고, 여름에는 더우므로 찬 것을 먹는다. 그 뜻을 바르게 이해해야 한다. …… 가을과 겨울의 음식도 이와 마찬가지다."

이것은 겨울철에는 그 기운이 차가운 때이므로 성질이 뜨거운 수수를 자주 먹음으로써 그 찬 기운을 누그러뜨리고, 비록 식품의 성질은 냉성이지만 지방질이 많은 돼지고기를 함께 먹음으로써 추위도 이기고 열성인 식품과 냉성인 식품의 조화도 이루라는 것이다. 여기서도 우리 조상들의 슬기와 섬세한 배려를 엿볼 수 있다.

특히 춥고 건조한 겨울철에 지방분이 부족해지면 추위를 더 많이 타게 될 뿐만 아니라 활동력도 둔해지고 피부 또한 거칠어지기 쉽다. 따라서 겨울철에는 지방이 많이 함유된 식품을 자주 섭취할 필요가 있다.

대표적인 지방질 식품은 동물성 지방으로 돼지고기를 비롯해 쇠기름, 어류의 기름 등을 들 수 있으며, 식물성 지방으로는 호두와 잣, 참깨기름, 들깨기름, 콩기름, 낙화생기름, 옥수수기름, 채종유(배추씨기름) 등을 들 수 있다.

예로부터 우리의 식탁에 겨울철이 되면 돼지고기 찌개가 자주 오르는 것도 이러한 이유에서다. 그러나 옛날에는 돼지고기가 귀했기 때문에 참기름이나 들깨기름, 또는 들깨죽이나 들깨수제비, 들깨차 같은 음식들을 통해 식물성 지방을 주로 섭취했다. 모쪼록 날씨가 춥고 찬바람이 불어대는 겨울에는 수수와 돼지고기, 그리고 들깨를 비롯한 식물성 지방이 많이 든 식품으로 만든 음식들을 자주 섭취하도록 권한다.

"여름 부채나 화로는 습기를 말리고, 겨울 부채는 불을 붙인다."라는 옛말이 있다. 같은 물건이라도 계절이나 필요에 따라 달리 쓰일 수 있다는 뜻이지만, 이 말은 음식에도 그대로 적용되어 같은 음식이라도 때와 계절, 자신의 체질 및 질병과의 상관관계 등에 맞는 것을 잘 선택해 먹는 것이 현명하고도 바람직하다는 것이다.

■ 우리 선조들의 슬기로운 음주법

우리나라에서는 예로부터 추운 겨울철에 집에 찾아온 손님에게 술을 내놓을 때에는 술을 미리 부뚜막 위에다 올려놓아 따뜻하게 한 다음에 내놓는 것이 예의요, 소박한 인정이었다. 또한 겨울철에 밥상에 반주로 술을 내놓을 때에도 차가운 술잔에 소주 같은 술을 따르지 않고 뜨거운 밥주발 뚜껑 안에다 술을 따라서 권했다. 지금도 시골의 노인들 중에는 반주로 술을 마실 때 밥주발 뚜껑에다 소주를 따라 마시는 사람들을 볼 수 있다.

이러한 풍습은 추운 날씨로 인해 몸이 차가워진 상태에서 차가운 술을 마시면 몸에 해롭다고 생각했기 때문에 나온 것이다. 다시 말해 차가운 술을 부뚜막 위에 올려놓아 미리 덥히거나 뜨거운 밥주발 위에 술을 담음으로써 술의 냉기를 없애려고 한 조상들의 지혜에서 비롯된 것이다.

옛날의 기방(妓房) 같은 곳에서는 손님이 오면, 기생이 우선 자신의 오금이나 사타구니에 술잔을 끼워 넣고 따뜻한 체온으로 이 술잔을 덥혔다. 그러고는 술잔이 따뜻해지면 거기에다 술을 따라 손님 앞에 내놓았다. 이것도 손님의 건강을 생각한 자상한 배려에서 비롯된 것이다. 이와 함께 주흥을 보다 돋우기 위한 서비스이기도 했다. 술맛도 당연히 더 좋았을 거다. 그래서 옛날에는 새로 들어온 기생들을 교육할 때 이러한 방법도 빼놓지 않고 가르쳤다.

날씨가 추운 곳에 사는 러시아인들은 흔히 독한 보드카를 즐기고, 중국의 북방 지역 사람들은 고량주 같은 독한 술을 많이 마신다. 이것도 독한 술을 통해서 추운 날씨로 인해 차가워진 몸을 빨리 덥히고 추위를 극복하기 위한 삶의 지혜에서 비롯된 것이다.

우리나라에서도 예로부터 날씨가 추운 북쪽 지방에서는 소주와 같은 알코올 도수가 높은 술을 많이 마셔 왔다. 이에 비해 호남이나 영남 지방 등 남쪽 지방에서는 예로부터 막걸리와 같이 알코올 도수가 낮고 순한 술을 즐겨 마셨다. 소주를 마시더라도 그 도수는 북쪽 지방에 비해 한결 낮았다. 날씨나 기후에 따라 즐겨 마시는 술의 종류나 알코올 도수가 달라졌다는 얘기다.

최근 우리나라에서 막걸리의 인기가 올라가고, 소주도 옛날에 비해 알코올 도수가 점점 낮아지고 있다. 그러한 저도수의 소주가 인기가 많은 이유 중의 하나가 지구 온난화 현상으로 인한 기후 변화가 음주 문화에 영향을 끼쳤기 때문은 아닐까.

에필로그

체질에 맞는 자연 식이요법으로 내 병을 고쳤다!

필자는 원래 대학에서 문학(국문학)을 전공했으며 문학과 함께 세시 풍속(歲時風俗)과 민요, 전통 음식 등에 대해서 관심이 많았다. 또한 대학생이던 젊은 시절부터 여행과 풍류를 좋아해 전국 각지를 자주 돌아다녔다.

그러면서 각 지방에서 나는 특산물들을 살펴보고, 그 지방 특유의 음식이나 별미들을 맛보는 것을 좋아했다. 이와 함께 우리나라의 산야(山野)에서 나는 각종 약초와 그것들을 말리고 가공한 약재들에 대해서도 많은 관심을 갖게 되었다.

30대 초반에는 각종 자연식품이나 음식, 약초나 약재 등이 지닌 특유의 맛과 특성, 혹은 약성(藥性)이나 독성 및 부작용 같은 것이 우리 인체와 질병에 미치는 영향, 그리고 사람마다 다른 체질과의 상관관계 등에 대해서 깊은 흥미를 느꼈다. 그래서 이와 관련된 책을 탐독하며 나름대로 많은 공부를 했다. 그러나 이러한 것들은 어디까지나 내가 평소 좋아하는 음식이나 별미, 자연식품, 약초나 약재 등에 대해 좀 더 자세히 알아보기 위한 관심과 흥미에서 비롯된 것이었을 뿐 생활 속에서 이를 제대로 실천하지는 못했다.

그러다가 마흔 살 때 그동안의 잘못된 식생활과 과도한 음주, 지나친 흡연, 그릇된 생활 습관 등으로 인해 건강을 잃고 갑자기 쓰러지는 일이 발생했다. 급히 병원에 실려 가서 여러 가지 검사를 해본 결과, 놀랍게도 간과 폐, 위, 장 등이 아주 나쁘다는 진단이 나왔다. 이때 나를 진단한 의사는 심각한 표정으로 아직 젊은 나이에 왜 몸이 이리 망가졌느냐며, 이러다간 오래 살지 못한다는 경고성 충고까지

했을 정도였다.

　이후 의사의 처방에 따라 약을 복용하게 되었는데, 여러 가지 질병에 따른 독한 약들을 다량으로 복용하면서 부작용들이 나타났다. 특히 간이 몹시 나쁜 상태에서 여러 가지 약을 함께 복용하다 보니, 몸에 무리가 생기고 하루에 10시간 이상씩 자도 몸이 늘 졸리고 피곤하며 정신마저 몽롱한 상태가 지속되었다. 건강은 속히 회복되지 않았고, 일이나 활동을 제대로 할 수 없을 지경이었다.

　많은 고민 끝에 안 되겠다 싶어 약은 최소한으로 줄이고 내가 이제까지 알고 있던 음식이나 자연식품의 약성(藥性)과 내 병 및 체질과의 상관관계 등을 충분히 고려한 체질 식이요법으로 내 병을 스스로 고치고 건강을 회복하기로 결심했다. 이에 따라 우선 금연 및 금주와 함께 그동안 잘못해왔던 식생활, 특히 과식과 불규칙한 식생활 등을 과감히 버리고 대신 내 몸과 건강 상태, 보유하고 있는 질병들, 그리고 내 체질과의 상관관계에 적합한 음식이나 자연식품들을 선택하여 꾸준히 섭취했다.

　아울러 이제까지 즐겨 먹었던 육류와 각종 인스턴트식품들, 맵거나 짠 음식, 튀기거나 기름진 음식 등을 피하고 내 체질에 적합한 곡물과 야채류, 과일, 버섯류, 견과류, 조개류, 생선류 등을 뽑아서 목록을 작성한 후 냉장고 위에 붙여 놓은 다음 이들 위주의 식생활을 꾸준히 실천해 나갔다. 특히, 태음인 비중이 높은 내 체질과 현재의 병세에 가장 적합하다고 판단한 검정콩과 약콩(쥐눈이콩), 율무, 현미, 수수, 녹두, 메밀, 참깨, 양파, 호박, 마늘, 더덕, 도라지, 토란, 양배추, 당근, 감자, 고구마, 시금치, 부추, 미나리, 콩나물, 연근, 우엉, 무, 은행, 호도, 마(산약), 두부, 딸기, 토마토, 포도, 배, 복숭아, 살구, 밤, 매실, 바나나, 표고버섯, 바지락조개 같은 조개류, 미역·다시마·김·파래 같은 해조류, 꽁치·고등어·가자미·삼치 같은 생선류 등으로 만든 음식들을 주로 선택하여 먹었다.

아침에는 늘 내 체질과 병세에 적합한 곡물류를 엄선하여 만든 선식(仙食)을 먹었고, 아침저녁으로는 당근과 양배추, 돌미나리, 케일, 신선초 등을 넣고 아내가 정성껏 만들어 준 '녹즙'을 한 대접씩 마셨다. 반면 내 체질에 잘 맞지 않는 것으로 판단한 사과와 배추, 참외, 땅콩 등과 살이 찌기 쉬운 꿀이나 과자류, 가공 음료 등은 피했다.

내 체질에 적합하며 내 병의 치료에 도움이 될 수 있다고 판단한 약쑥과 인진쑥, 두충, 맥문동, 가시오가피, 구기자, 오미자, 황기, 갈근(칡뿌리) 등과 같은 약재들을 구해 음식에 넣어 먹거나 차로 끓여서 수시로 마셨다. 오랫동안 즐겨 마셨던 커피는 딱 끊고 대신 녹차나 둥굴레차, 두충차, 맥문동차, 황기차, 산수유차, 결명자차, 칡차 같은 내 체질과 증세에 맞는 차들을 매일 마셨다.

이와 함께 간과 건강 상태에 무리가 가지 않도록 처음에는 맨손체조와 걷기 운동을 조금씩 하다가 간과 건강 상태가 차츰 좋아지면서 일주일에 세 번 정도씩 집 근처의 수영장을 찾아 수영도 했다.

이런 생활을 계속하는 동안 크게 나빠졌던 간과 위, 폐, 장 등이 서서히 좋아졌으며, 마침내 건강이 정상으로 회복되었다. 뿐만 아니라 88kg 나가던 체중도 76kg으로 크게 줄었다.

그동안의 무절제하고 잘못된 식생활과 그릇된 생활습관 등을 단호히 끊고 내 병세와 체질에 적합한 좋은 음식과 자연식품들, 채식 위주의 올바른 식생활 및 건강에 좋은 생활태도가 심하게 망가졌던 내 건강을 다시 살려냈던 것이다.

  이렇게 건강이 회복되자 나는 2년 가까이 해왔던 그동안의 투병과 치유 경험 및 내 체질에 맞는 자연 식이요법, 그리고 투병 기간에도 계속 공부해온 음식의 약성과 독성, 체질과의 상관관계, 동무(東武) 이제마(李濟馬)의 사상의학을 비롯한 동양의학과 민간의학 등을 좀 더 적극적으로 활용하기로 마음먹고 약재상과 자연 식이요법 전문점을 함께 열었다. 그리고 이후 18년 동안 이를 계속해왔다.

  그러면서 나의 이러한 투병 경험과 음식의 약성 등에 관한 지식을 질병을 앓고 있거나 건강에 관심이 많은 분들에게 알려줌으로써 그들에게도 다소나마 도움이 되고자 했다. 월간 『건강 다이제스트』의 「건강 대학」에 1년간 음식과 건강 및 체질에 관한 글을 연재하였고, 음식 전문지 월간 『HOTEL & RESTAURANT』과 월간 『여원』·『직장인』 같은 각종 잡지와 사보에도 음식의 약성 및 독성, 음식과 체질과의 상관관계 등에 관한 글을 꾸준히 써왔다. 더불어 음식의 약성(藥性) 및 사상의학 연구가와 작가로서 저술 활동도 해오고 있다.

  2010년 7월부터는 회원들에게 주 5회 몸과 마음의 힐링, 음식의 약성과 체질, 명상 등에 관한 글들을 메시지로 보내고 있다.

부록

누구나 알기 쉬운
체질 감별표

부록 1. 각 체질에 따른 특성과 행동양식

1) 각 체질에 따른 허실(虛實)과 외모적 특성

태양인	폐실간허(肺實肝虛), 즉 체질적으로 폐의 기능이 좋고 간의 기능이 허약한 편이다. 상체에 비해 하체가 약하고, 특히 다리가 약한 체질이다. 청각과 혀, 말(언어)의 기능이 발달. 위장의 기능은 좋은 편이 못 된다. 여성인 경우에는 자궁의 발육 상태가 좋지 않은 편이고, 남성인 경우에는 섹스 능력이 좋은 편이 못 된다. 소변이 많은 편이다. 키는 별로 크지 않은 편이고, 용모와 체구가 단아하다. 머리는 대체로 크고 둥근 편이다. 이마는 넓고 턱 쪽이 갸름하다. 특히 뒷머리가 발달한 사람이 많다. 눈은 작은 편이지만 눈초리가 매섭다.
태음인	간실폐허(肝實肺虛), 즉 체질적으로 간의 기능이 좋고 폐의 기능이 허약한 편이다. 폐의 예속 기관인 피부와 대장의 기능도 약한 편이고, 심장의 기능도 약한 체질이다. 상체에 비해 하체가 더 충실하고, 체력이 좋다. 체격이 큰 사람이 많고, 허리가 굵고 몸이 비대한 사람도 많은 편이다. 살이 잘 찌는 체질이다. 특히 땀을 많이 흘리는 체질인데, 땀을 많이 흘리는 것이 태음인의 건강에는 이롭다. 땀을 많이 흘리지 않는 태음인은 소변을 많이 본다. 얼굴은 대체로 원형이나 타원형인 사람이 많고, 턱·볼·목 부위에 살이 많은 편이다. 눈이나 귀·입·입술 등도 대체로 크고 두툼하다.

소양인	비실신허(脾實腎虛), 즉 비위(脾胃)의 기능이 좋은 반면 신장과 신장의 예속 기관인 방광이 약한 체질이다. 따라서 남성인 경우에는 정력이 약한 편이고, 여성인 경우에는 다산하지 못하는 경향이 있다. 또 한의학적으로 신장과 심장은 서로 밀접한 관련이 있는 것으로 보기 때문에 심장의 기능도 약해지기 쉽다. 상체에 비해 하체가 약해 보이나 살이 찐 사람은 적고, 행동이 민첩하다. 가슴 부위와 시각이 발달된 체질이며, 눈빛이 매서운 사람도 많은 편이다. 걸을 때 먼 곳을 바라보며 걷는 경향이 있고, 걸음걸이가 빠른 편이다. 머리는 그다지 크지 않고 둥근 편이며 앞뒤로 나온 사람들도 있다. 턱은 갸름한 편이고 입이 작고 입술이 얇은 사람이 많다. 피부에 윤기가 적고, 땀이 적게 나는 편이다.
소음인	신실비허(腎實脾虛), 즉 신장과 방광의 기능이 좋은 반면 비위와 소화 기능이 약한 체질이다. 상체에 비해 하체가 더욱 튼튼하고, 특히 엉덩이 부위가 발달되어 있다. 남성인 경우에는 정력이 좋은 사람이 많고, 여성인 경우에는 아이를 잘 낳는 여자가 많다. 월경도 빨리 시작한다. 남녀 모두 몸의 균형이 잘 잡힌 사람이 많다. 얼굴은 크지 않은 편이며, 눈·코·입·귀 등도 크지 않은 편이다. 그러나 용모가 단정하고 균형 있게 잘 짜여 있는 편이다. 미남·미녀가 많다. 눈에는 정기가 없고 목소리에는 힘이 없어 보이는 사람이 많다. 피부는 깨끗하고 부드러운 편이며, 땀은 잘 나지 않는 편이다. 땀을 많이 흘리는 것이 건강에 이롭지 못한 체질이다. 체질적으로 미각이 발달되어 있다.

2) 각 체질에 따른 남성 심리와 행동 양식

태 양 인	자기 우월감이 강하고 명예욕·출세욕·독점욕·자기중심적 경향도 강한 편이다. 지나친 영웅심도 있으며 직장이나 가정 등에서 독재자 스타일을 보이는 사람들도 적지 않다. 정치가로서 권력을 잡으면 독재할 가능성이 많다. 화를 잘 내는 편이고 남을 비난하거나 공격하기를 좋아한다. 독선적이고 편협한 면도 있다. 반면에 머리가 좋고 창의력이 뛰어난 사람들이 많으며, 진취적이고 목표에 대한 집념과 추진력도 강하다. 독립심과 자주성도 강하다. 남들과 잘 어울리지 못하는 성격이며, 교제를 싫어하는 경향이 있다. 가정일에는 무심한 편이며, 자기 일에만 몰두하는 경향이 있다. 기대거나 눕기를 좋아하는 경향이 있는데, 이것은 체질적으로 하체의 기능이 약하기 때문이다. 간의 기능이 약한 체질이라서 술에 약하며, 기질적으로 술자리에 어울리는 것을 별로 좋아하지 않는다.
태 음 인	얼핏 보기에는 무뚝뚝해 보이나 사귈수록 친밀감이 들고 믿음직스러운 타입인 사람들이 많다. 언행이 듬직하고 후덕해 보이거나 이웃집 아저씨처럼 부담감 없고 소탈하게 보이는 사람도 많다. 대체로 마음이 너그럽고 여러 사람들과 스스럼없이 잘 어울리는 편이다. 특히 업무상의 교제나 술자리에서 더욱 호탕하게 잘 어울리며, 술을 마시면 말이 많아지는 경향도 있다. 체질적으로 간의 기능이 좋고 호탕한 기질이라서 술을 많이 마시는 사람이 많다. 담배도 많이 피우는 편이다. 직장일이나 자기 사업 일에 아주 성실하고 열심히 한다. 책임감과 사명 의식도 강하다. 목표를 향한

부록: 누구나 알기 쉬운 체질 감별표   **251**

태음인	노력과 추진력, 지구력, 집념과 끈기도 강한 편이다. 그러나 그것이 너무 지나쳐 우둔하게 보일 때도 있다. 고집이 세다. 행동은 느린 편이다. 직장이나 사업에서 출세가 빠르거나 성공하는 사람이 많다. 그러나 집 안에서는 게으른 편이며, 아내에게 심부름을 많이 시킨다. 속으로는 아내를 사랑하면서도 애정 표현에는 서투르다. 사소한 일에는 신경을 쓰지 않는 편이다. 통솔력이 뛰어나고 보스 기질도 있으며 대인 관계가 원만해 아랫사람들을 잘 이끈다.
소양인	성격이 급하고 즉흥적이며 다혈질적인 사람이 많다. 행동이 좀 경망스럽고 서두르는 경향도 있다. 그래서 실수를 많이 한다. 평소 밝고 명랑한 편이지만, 순간적인 감정을 참지 못하고 화를 낼 때도 많다. 그러나 쉽게 화가 풀리고 뒤끝도 없다. 일은 잘 벌려놓지만, 마무리 능력이 부족하다. 끈기와 집념도 부족하다. 그래서 도중하차를 많이 한다. 체념도 빠른 편이다. 물질에 대한 욕심이 적은 편이고, 봉사 정신이 강하다. 이해관계에 따라 마음을 쉽게 바꾸지 않고, 의리를 중시한다. 남들과 어울리기를 아주 좋아하며 사교술이 뛰어나다. 처음 만난 사람과도 금방 친해진다. 재미와 위트도 넘친다. 돈이 별로 없더라도 돈을 잘 쓰는 편이다. 기분에 의해 술 마시는 경향이 많다. 술집이나 식당 등에서 앞장서서 계산하는 수도 많다. 그래서 후회도 하지만, 또다시 그런 일을 되풀이한다. 가정에서도 밝고 명랑하게 행동하며, 권위 의식이 적다. 아내를 친구처럼 대하고 흥이 나면 아내의 일도 곧잘 도와준다. 아내의 생일 같은 때 '깜짝 쇼'를 연출하기도 한다. 직장이나 사회생활 등에서도 인기가 높다. 여자들로부터 인기가 높아 아내

소 양 인	로부터 오해를 받거나 질투심을 느끼게 한다. 얼핏 보면 여자들과 잘 어울려 바람둥이처럼 보이기도 하지만 정력이 부족한 체질이라서 실제로 바람을 피우는 경우는 적다. 아내에게 성적으로 만족시켜 주지 못할 가능성이 있다.
소 음 인	내향적·소극적인 기질을 지닌 사람이 많다. 남들 앞에 나서거나 남들과 자주 어울리는 것을 별로 좋아하지 않고 혼자서 자기 일 하기를 좋아하는 경향이 있다. 성격이 차분하고 꼼꼼하며 인내심과 끈기가 강해 어떤 일을 하든지 실수 없이 잘 해낸다. 직장에서도 착실하게 일을 잘하며, 오랫동안 앉아서 하는 일이나 복잡한 일 등에도 잘 참으며 일한다. 그러나 융통성이 부족하고 대인관계에 부족한 면이 있다. 결단력이 부족하고 너무 꼼꼼히 따지는 바람에 어떤 일을 실행하는 데 시간이 오래 걸리고, 이로 인해 좋은 기회를 놓치는 수도 있다. 가정에 충실하고 애처가인 남성이 많다. 아내를 위하는 마음도 자상하고 아내의 일도 잘 도와주는 편이다. 그러나 아내 일에 참견이나 잔소리를 많이 하는 편이다. 얼핏 보기에 가정에 충실하고 얌전한 듯하며 바람둥이와는 거리가 먼 것 같지만, 의외로 아내 몰래 교묘한 수법으로 바람을 피우는 사람들도 있다. 정력이 좋은 체질이라서 아내를 성적으로 만족시켜 주는 사람도 많다.

3) 각 체질에 따른 여성 심리와 행동 양식

태 양 인	우월감이나 자기도취, 자기중심적인 경향이 강하며 독선적이고 편협한 면도 있다. 짜증이나 화를 잘 내는 편이다. 남편에게도 고분고분한 편은 못 되고, 할 말은 당당히 하고 따지기를 잘하는 여성들도 많다. 이웃 사람들이나 시댁 식구들과 잘 어울리지 못하는 수도 많은 편이다. 특히 할 말은 하고 사는 유형이라서 시댁 식구들과의 갈등이 생기기 쉽다. 집안일에 매달리기보다는 자기 일을 가지려는 생각이 아주 강하며, 이를 실천하는 사람들도 많다. 또 집안일보다는 바깥의 자기 일에서 두각을 나타내는 수가 많다. 그러나 가정일에 소홀한 경향이 있다. 남편과의 갈등이나 부부싸움도 잘 생기는 편이다. 남편을 휘어잡아 공처가로 만드는 수도 있다. 하체와 자궁 등의 기능이 약해 다산하지 못하거나 출산에 어려운 경우도 있다. 섹스 능력도 좋은 편이 못 된다. 섹스에 무관심한 경향을 보이기도 한다.
태 음 인	애교가 부족하고 무뚝뚝해 보이는 여성이 많다. 그러나 마음이 넓고 후덕한 여성이 많다. '부잣집 맏며느릿감'이라거나 '여장부'라는 말을 듣는 사람들도 많다. 묵묵히 가정일에 충실하고 남편이나 아이들의 뒷바라지도 잘하는 편이지만, 밖에 나가 활동적인 일을 하고 싶은 욕구가 큰 편이다. 또 직장이나 자기 사업의 일을 갖게 되면 열심히 잘한다. 살이 잘 찌는 체질이고 피부의 기능이 좋지 않아 피부 질환이 잘 생길 뿐만 아니라 땀을 많이 흘리고 화장도 잘 받지 않는 편이라서 고민하는 여성들도 많다. 그러면서도 음식 절제를 잘하지 못하는 편이고 운동도 잘하지 않는 경향이 있다. 겉

태음인	보기와는 달리 겁이 많다. 시댁 식구들과는 원만한 관계를 유지하는 수가 많다. 이웃들과의 관계도 좋다. 남편이나 아이들에 대해 잔소리를 잘하지 않는 편이다.
소양인	소양인 남성과 마찬가지로 성격이 급하고 즉흥적이며 다혈질적인 면도 있다. 또 수다스럽고 행동이 경망스럽다. 짜증이나 화도 잘 낸다. 마음의 기복이 크고 변덕이 심한 편이다. 반면 밝고 명랑한 때가 많으며 화를 내도 이내 풀어진다. 재미와 위트도 넘친다. 이웃 사람들과 시댁 식구들과도 스스럼없이 잘 어울린다. 봉사 활동이나 사회 활동 등에 참여하기를 좋아한다. 직장 생활이나 자기 사업 같은 것도 하고 싶어 하나 인내심이 부족하고 즉흥적인 기질이 있어 쉽게 그만두는 경향도 있다. 자유분방한 기질이 아주 강해 남의 간섭을 받는 것을 무척 싫어하며, 쏘다니기를 좋아하는 경향도 있다. 또 앞뒤 생각 없이 충동구매도 잘하며, 사치와 낭비 경향도 있다. 남자들의 유혹에 약한 편이다. 그러나 남자들과 쉽게 어울리기는 해도 쉽게 넘어가지는 않는다. 낭만과 무드에 특히 약하며, 섹스도 그 자체보다는 달콤한 분위기를 즐기려는 경향이 강하다. 섹스 능력이 좋은 편은 못 되나 남성을 유혹하는 능력은 뛰어나다.
소음인	얌전하고 차분하고 꼼꼼하며 내성적인 사람이 많다. 또 가정일을 깔끔히 잘하고 알뜰하며 요리 솜씨가 좋은 사람이 많다. 남편과 아이들의 뒷바라지를 세심하게 잘한다. '현모양처 감'으로 불리는 사람들이 많으며, 미녀도 많다. 특히 몸매가 좋고 각선미가 좋은

여성이 많다. 조심성이 많고, 남에게 폐가 되는 일을 싫어하며, 남들이 자신에게 폐를 끼치는 것도 무척 싫어한다. 예의가 바르나 인간미가 좀 없어 보이고 차갑게 느껴질 때도 있다. 남편이나 아이들에게 잔소리나 간섭을 잘하는 편이나 큰소리는 내지 않는다. 계산이 빠르고 타산적이며 작은 손해도 보지 않으려는 경향이 강하다. 돈을 쓰는 데 인색한 편이다. 화가 나면 이를 쉽게 폭발시키지 못하고 가슴속에 묻어둔 채 '가슴앓이'를 앓는 수가 많다. 자존심이 강하다. 남편을 잘 받들고 내조를 잘하나 화가 나서 토라지면 쉽게 화를 풀지 않는다. 체질적으로 섹스 능력이 좋은 편이며, 낮에는 얌전해 보이던 여자가 침실에서는 요염한 여자로 변하기도 한다. 겉으로 보기엔 남성들에 대해 무심한 것 같고 차갑게 대하기도 하지만, 은밀히 살펴보고 남성들에 관해 연구도 많이 하는 편이다.

부록 2. 각 체질에 따라 잘 걸리는 병과 잘 걸리지 않는 병

1) 각 체질에 따라 잘 걸리는 병

태양인	체질적으로 간의 기능이 약해 간장 질환에 특히 약하다. 위장의 기능도 약한 편이라서 소화불량이나 신트림, 식도경련증, 식도협착증 같은 병에도 약하다. 또 하체가 약한 체질이라서 각약(脚弱)과 같은 증세도 잘 나타나고, 화를 잘 내서 얼굴이 붉어지고 심장에도 나쁜 영향을 끼치기도 한다. 안질에도 약한 체질이다. 여성인 경우에는 불임증에 약하다.
태음인	체질적으로 폐와 심장, 그리고 폐의 예속 기관인 피부와 대장의 기능도 약한 편이다. 따라서 기관지염이나 천식, 폐렴, 폐암, 감기 등과 같은 폐 질환이나 호흡기 질환에 약하고 심장 질환이나 고혈압, 당뇨병, 중풍 등과 같은 성인병에도 약하다. 특히 중년 이후의 태음인은 과식과 과음, 과로, 운동 부족, 비만 등으로 인한 갖가지 성인병에 걸릴 가능성이 높다. 또 체질적으로 피부의 기능이 약해 습진, 종기, 여드름, 두드러기, 피부 알레르기 등과 같은 피부 질환도 잘 생긴다. 갖가지 대장 질환을 비롯해서 변비나 치질 등에도 약한 체질이다. 게다가 체질적으로 심장의 기능이 약한 편인 데다가 한 가지 일에 신경을 많이 써서 노이로제나 신경쇠약에 걸릴 가능성도 있다. 과로사도 조심해야 한다.

소 양 인	체질적으로 신장과 방광의 기능이 약해 신장염이나 방광염, 또는 조루증, 요도염, 정력 부족, 불임증 등에 약하다. 게다가 심장의 기능이 별로 좋지 않은 데에도 다혈질적인 기질로 인해 화를 잘 내고 흥분하는 수가 많아 협심증 등과 같은 심장 질환이 생길 가 능성도 많은 편이다. 또 몸에 열이 많은 체질이라서 열성 식품이 많이 든 음식을 먹게 되면 몸이 화끈거리고 가슴이 답답해지는 수도 있으며, 피부 발진이 생기기도 한다. 더위에 약한 체질이라 서 주하증(더위 타는 병)에 걸리기도 한다. 상체에 비해 하체와 허리가 약한 체질이라서 요통도 잘 생기는 편이다. 기질적으로 볼 때 교통사고의 위험성이 높다.
소 음 인	원래 비위의 기능이 약하고 속이 냉할 뿐만 아니라 소화 기능도 좋지 않은 체질인 데다가 신경이 예민하고 사소한 일로도 신경을 많이 쓰기 때문에 신경성 위염이나 소화불량, 위하수, 위궤양, 복 통, 설사 등과 같은 위장 질환이나 신경쇠약, 우울증 등과 같은 신경성 질환에 잘 걸린다. 또 몸을 차게 하거나 땀을 많이 흘리고 난 후에 감기나 몸살, 수족 냉증 등이 잘 생기며 비위의 기능이 약해 차멀미나 뱃멀미도 잘한다.

2) 각 체질에 따라 잘 걸리지 않는 병

태양인	폐 질환, 이비인후과 질환 등
태음인	체질적으로만 본다면 간장 질환에 강한 체질이다. 그러나 과음과 육식, 흡연 등을 즐기는 경향이 있어 자칫 간장 질환이 생길 염려가 있다. 담배는 꼭 끊어야 하는 체질이다.
소양인	위장 질환이나 소화불량 같은 증세에는 강한 체질이다. 그러나 성질이 급해 음식을 빨리 먹는 경향이 있어, 이로 인해 위장 질환이 생기기도 한다.
소음인	잔병치레는 잘하나 성인병에는 강한 편이다. 또 신장 질환이나 방광 질환에도 강한 체질이며, 피부 질환에도 강한 체질이다.

부록 3. 각 체질에 따른 식생활 습관 및 개선 방향

태 양 인	원래 짜거나 맵거나 더운 음식은 싫어하고 생랭하고 담백한 음식을 좋아하는 경향이 있는데, 이것은 태양인의 체질에 이로운 식생활 태도다. 만일 태양인 체질인 사람이 짜거나 매운 음식 또는 뜨거운 음식을 자주 먹게 되면 몸의 컨디션이 나빠지고 소화불량이나 식도경련증, 식도협착증 같은 질병에 잘 걸린다. 또 이러한 음식들은 태양인의 허약한 간 기능에도 해롭다. 기름진 음식이나 육류 등도 태양인의 체질에 적합하지 않다. 특히 허약한 간 기능을 보강해줄 수 있는 신선한 야채류나 녹즙, 조개류 등을 자주 섭취하는 것이 좋다.
태 음 인	과음과 과식, 또는 불규칙한 식사를 하는 사람들이 많은 편인데, 이것은 살찌기 쉬운 체질인 태음인을 비만으로 몰고 가기 쉽고 성인병을 비롯한 갖가지 질병을 초래하기 쉽다. 다른 어떤 체질보다도 음식의 절제와 규칙적인 식생활이 요구된다. 특히 밤참은 금물이다. 태음인은 야채류보다는 육류나 기름진 음식, 설렁탕 같은 탕 종류나 얼큰한 찌개류를 좋아하는 경향도 있는데, 건강을 생각한다면 가급적 채식 위주의 소식(小食)을 하는 것이 바람직하다. 그러나 더운 음식을 먹고 땀을 푹 내는 것은 태음인의 체질에 이롭고 신진대사를 원활하게 해준다. 음식의 맛보다는 양을 중시하는 경향이 있으며, 푸짐하게 차려진 음식상을 좋아하는 경향도 있다. 태음인은 특히 자신의 허약한 폐의 기능을 보강해주고 성인병에도 좋은 식물성 단백질 식품을 자주 먹는 것이 좋다.

소 양 인	체질적으로 맵거나 뜨거운 음식은 싫어하고 차갑거나 별로 뜨겁지 않은 음식을 좋아하는 경향이 있는데, 이러한 식생활은 소양인의 체질에 적합한 것이다. 또 열성 식품으로 만든 음식은 소양인의 체질에 적합하지 않고, 자칫 부작용을 초래하기도 한다. 기름진 음식은 좋지 않다. 소양인 중에는 음식을 빨리 먹는 사람들이 많은데, 이것은 하루 빨리 고쳐야 할 식사 습관이다. 술을 마실 때에도 자기 얘기에만 열중하고 분위기에 휩쓸려 안주를 잘 먹지 않고 술만 먹는 사람들도 많은데, 이것은 나쁜 음주 습관이다. 밤중에 TV 같은 것을 보다가 맛있는 음식을 먹는 광고 장면이 나오면 참을성이 약해 그러한 음식을 따라서 먹는 경향도 있는데, 이것도 좋지 않은 태도다.
소 음 인	체질적으로 비위와 소화기능이 약해서 음식을 많이 먹고 싶어도 뒤탈이 무서워 많이 먹지 못하고 천천히 먹는 수가 많다. 그러나 이것이 오히려 전화위복이 된다. 또 음식을 먹어도 살이 잘 찌지 않는 편이며, 차가운 음식보다는 따끈한 음식을 좋아하는 경향이 농후하다. 차가운 음식을 먹고 나면 배탈이나 설사가 잘 생기는 체질 탓이다. 음식의 양보다는 그 맛이나 모양새를 중시하며, 깔끔하고 분위기 있는 곳에서 음식 먹기를 좋아한다. 그러나 입이 짧고, 입맛이 까다로운 편이다. 군것질도 잘하는 편이다. 차가운 음식은 가급적 피하고 열성 식품으로 만든 따끈한 음식을 먹는 것이 소음인의 건강에 이로우나 지나치게 맵거나 뜨거운 음식은 좋지 않다.

부록 4. 각 체질에 따른 적합한 식품과 부적합한 식품

1) 각 체질에 적합한 식품

■ 야채 및 곡물류

태양인	신선한 야채류와 녹즙, 메밀·콩·녹두·보리·쌀·옥수수·더덕·버섯·양파 등
태음인	콩·율무·수수·찹쌀·밀(우리밀)·참깨·현미·마(山藥)·연근·도라지·무·토란·고구마·당근·감자·우엉·호박·양파·시금치·콩나물 등
소양인	보리·메밀·녹두·팥·배추·오이·옥수수·가지·호박 등
소음인	마늘·파·생강·달래·부추·쑥·냉이·미나리·쑥갓·시금치·고추·땅콩·찹쌀·멥쌀·좁쌀·씀바귀·호박·양파·버섯류 등

■ 과실류

태양인	감(건시)·포도·앵두·다래·배·모과·귤·딸기·토마토 등
태음인	밤·배·복숭아·호두·은행·살구·잣·토마토 등
소양인	수박·참외·포도·딸기(산딸기가 더욱 좋다) 등
소음인	대추·잣·호두·사과·귤·복숭아·밤 등

■ 생선 및 어패류

태양인	굴·전복·홍합·조개류·새우·소라·우렁이·미역·다시마·붕어 등
태음인	잉어·도미·삼치·가자미·미역·다시마·파래·김 등
소양인	굴·해삼·새우·게·전복 등
소음인	뱀장어·미꾸라지·조기·명태·고등어·복어·쏘가리 등

■ 육류

태양인	모든 육류가 적합하지 않다.
태음인	쇠고기
소양인	돼지고기·오리고기
소음인	닭고기·개고기·염소고기·양고기·꿩고기·토끼고기·참새고기 등

2) 각 체질에 부적합한 식품

태양인	꿀·인삼·녹용·땅콩·호두·장어·미꾸라지·조기·무·버터·설탕 등. 육류 및 기름진 음식은 대체로 적합하지 않다. 특히 돼지고기가 해롭다.
태음인	돼지고기·닭고기·개고기·염소고기·달걀·사과·배추 등
소양인	인삼·꿀·마늘·부추·파·고추·땅콩·생강·대추·닭고기·개고기 등
소음인	게·굴·낙지·해삼·오징어·잉어·돼지고기·쇠고기·오리고기·우유·녹두·보리·메밀·배추·오이·배·수박·참외·포도 등

부록 5. 각 체질에 따른 적합한 음식과 부적합한 음식

1) 각 체질에 적합한 음식

태양인	짜거나 맵고 뜨거운 음식은 좋지 않고 생랭하고 담백한 음식이 좋다. 특히 허약한 간 기능을 보강해줄 수 있는 음식을 자주 먹는 것이 좋다. 우렁이보쌈·우렁이초무침·메밀냉면·막국수·냉이토장국·냉이무침·조개탕·북엇국·버섯요리·생선회·미꾸라지숙회·보리밥·상추쌈·굴전·굴회·새우요리·전복죽·소라찜·미역국·붕어찜·녹두빈대떡·옥수수죽·더덕무침·홍합미역국·곶감쌈·수정과·해파리냉채·담백한 두부요리·녹즙·쌈밥·나물비빔밥·보리밥·콩밥·옥수수밥·녹두밥 등
태음인	각종 된장찌개나 국, 콩으로 만든 음식들이 특히 좋다. 또 육류로 만든 음식보다는 야채류로 만든 음식이 건강에 이롭다. 진달래화전·우렁이된장찌개·우렁이야채볶음·토란탕, 메밀국수(메밀로 만든 음식은 다 좋다)·냉이토장국·냉이무침·더덕무침·더덕구이·버섯요리·민물고기매운탕·콩비지·콩나물국밥·순두부·두부찌개·두부두루치기·은행구이·동치미·무김치·게찜·추어탕·낙지볶음·보리밥·콩밥·미역국·삼치구이·도미구이·호박전·고구마밥·찹쌀떡·찹쌀죽·현미죽·시금치나물·도토리묵·인절미·원소병, 설렁탕·쇠불고기·떡갈비·갈비탕·황기갈비찜 등(쇠고기로 만든 요리는 적합하나 많이 먹는 것은 좋지 않다), 오미자화채·수수부꾸미·감자부침·해파리냉채·녹미채죽·양파김치·양파볶음·비빔밥·녹즙·산약죽·오곡밥·칡국수 등

소 양 인	뜨겁고 열성 식품으로 만든 음식보다는 차갑고 냉성 식품으로 만든 음식이 적합하다. 메밀냉면·막국수·동치미 메밀국수·더덕무침·더덕구이·생선회·오리고기 요리·자라탕이나 자라가 든 용봉탕·냉콩국수·수박화채·가물치곰탕·소라찜·홍합백숙·메추리알 요리·황기갈비찜·미꾸라지숙회·산낙지 요리·보리밥·상추쌈·새우 요리·게찜·굴전·전복죽·녹두빈대떡·가지나물·팥밥·팥죽·오이생채·해삼탕·굴회·돼지고기 요리·오이냉국·옥수수죽·올챙이묵·보리죽·신선한 녹즙·새우완자탕 등
소 음 인	차가운 음식이나 냉성 식품으로 만든 음식보다는 더운 음식이나 온성 및 열성 식품으로 만든 음식이 적합하다. 소화가 잘 안 되는 음식은 피해야 한다. 진달래화전·우렁이된장찌개·우렁이매운탕·냉이토장국·냉이무침·쑥국·씀바귀나물·부추김치·부추전·달래무침·민물고기매운탕·자라와 닭을 넣어 만든 용봉탕·삼계탕·염소탕·보신탕·토끼탕·참새구이·장어구이·조기매운탕·굴비구이·소라죽·황기닭찜·꽃게탕·낙지볶음·낙지비빔밥·추어탕·쏘가리찜·꿩 요리·닭칼국수·아구탕·영계백숙·인삼닭곰탕·파전·수리취떡·복매운탕 등

2) 각 체질에 부적합한 음식

태 양 인	매운탕 종류, 각종 젓갈류, 장어구이·추어탕·조기매운탕·무국·호두죽·무밥·삼겹살·수육·갈비·불고기·설렁탕·보신탕·족발. 기타 육류로 된 음식이나 기름진 음식, 소금에 절인 생선, 매운 김치 등
태 음 인	각종 젓갈류, 게장·게무침·기름진 음식, 짜거나 매운 음식, 단 음식, 돼지고기 요리·닭고기 요리·보신탕·염소탕·달걀찜·배추김치·장아찌·배추국·기름에 튀긴 음식 등
소 양 인	매운탕 종류, 보신탕·삼계탕·황기닭찜·기름진 음식·인삼닭곰탕·부추전·부추김치·땅콩죽 등
소 음 인	메밀냉면·동치미 메밀국수·메밀묵(그러나 같은 메밀로 만든 음식이더라도 메밀부침이나 메밀수제비, 어복쟁반, 온면 등은 괜찮다)·라면 등 밀가루 음식. 돼지고기 요리. 오리고기 자체는 냉성 식품이므로 소음인 체질에는 부적합하나 약오리탕 같은 열성이나 온성류의 식품 및 약재가 많이 들어간 것은 무난하다. 냉콩국수·수박화채·오이무침·상추쌈·더덕무침·녹두밥·보리밥. 산낙지·해삼 요리·오징어회·한치회·잉어회. 녹두빈대떡·냉성 식품이 많이 든 녹즙 등

부록 6. 각 체질에 따른 적합한 술과 부적합한 술

1) 각 체질에 적합한 술

태 양 인	체질적으로 간의 기능이 허약하고 위장의 기능도 약한 편이라서 술에 약한 사람이 많다. 과음하면 다른 체질의 사람들보다도 빨리 간 기능이 나빠지기 쉽다. 술을 더욱 절제해야 하는 체질이다. 술을 마실 때에는 가급적 알코올 도수가 낮은 맥주나 막걸리 같은 것을 조금만 마시는 것이 좋다. 과실·약재주 중에서는 특히 다래주·모과주·딸기주·앵두주·포도주·오가피주·매실주 등이 적합하다. 핑크레디 같은 가벼운 칵테일류는 좋다.
태 음 인	타고난 간 기능이 왕성하고 위장과 소화 기능도 좋으며 체력도 좋은 편이라서 술을 잘 마시는 사람이 많다. 양주·고량주·소주 등과 같은 독한 술도 좋아하며 맥주·막걸리·과실이나 약재주 등 어떤 종류의 술도 마다하지 않는 사람이 많다. 과음과 폭음을 하는 경향도 있다. 태음인 체질에 특히 적합한 술은 복숭아술·도라지술·더덕술·소국주 등이다.
소 양 인	체질적으로 비위와 소화 기능이 왕성하고 간의 기능도 좋은 편이라서 술을 잘 마시는 사람들이 많은 편이다. 그러나 성질이 급해. 술을 빨리 마시는 경향이 있으며, 기분에 따라 과음이나 폭음을 하는 수도 많다. 안주는 잘 먹지 않고 술만 마시는 사람들도 있다. 술을 천천히 마시고 기분에 따라 과음이나 폭음을 하지 않도록 노력해야 하는 체질이다. 비위에 열이 많은 체질인 데다가 다

소양인	혈질적인 기질이므로 이를 식혀줄 수 있는 시원한 맥주나 냉막걸리, 냉소주, 냉청주 등을 선호하는 경향이 있다. 또 시원한 맥주나 냉막걸리 같은 냉성 주류가 체질에 적합하다. 과실·약재주 중에서는 포도주·딸기주·복분자술·더덕주·구기자주·연자주·토사자주 등이 적합하다.
소음인	체질적으로 위의 기능이 약하고 소화 기능도 약해 술에 약한 편이다. 또 비위가 냉하고 위장 기능이 약해 차가운 맥주나 냉막걸리 같은 것을 마신 후에는 자칫 배탈이나 설사 등이 생기기 쉽다. 따라서 냉성 주류보다는 온성이나 열성의 주류가 체질에 적합하다. 따끈하게 데운 청주, 차갑지 않은 소주, 고량주, 양주 등이 적합하다. 과실·약재주 중에서는 대추술·인삼주·마늘주·매실주·칡주 등이 적합하다. 가벼운 칵테일류는 좋다.

2) 각 체질에 부적합한 술

태양인	양주·소주·고량주 등과 같은 알코올 도수가 높은 술 등
태음인	태음인 체질에 특별히 나쁜 술은 없는 편이나, 차가운 맥주나 냉막걸리 등과 같은 것들을 많이 마시게 되면 체질상 배탈이나 설사를 일으키기 쉽다. 또 어떠한 술이든 과음과 폭음은 피해야 한다.

소양인	비위에 열이 많은 체질이라서 양주나 고량주 같은 화주(火酒)는 싫어하는 경향이 있고, 이러한 화주는 체질에 적합하지 않다. 차갑게 한 소주나 청주 등은 괜찮지만 미지근한 소주나 따끈하게 데운 청주 등은 적합하지 않다. 과실·약재주 중에서는 인삼주·마늘주·대추술 등이 적합하지 않다.
소음인	차가운 맥주, 차가운 소주, 차가운 청주, 냉막걸리 등

국립중앙도서관 출판예정도서목록(CIP)

(우리 가족 건강을 지켜주는) 체질 음식 / 지은이: 박원종.
-- 서울 : 마인드북스, 2017
　　p. ; 　cm

권말부록: 누구나 알기 쉬운 체질 감별표
ISBN 978-89-97508-47-1 03510 : ₩12500

사상 체질[四象體質]
음식[飮食]

517.52-KDC6
613.2-DDC23　　　　　　　　CIP2017019649

우리 가족 건강을 지켜주는
체질 음식

1판 1쇄 인쇄　2017년 8월 17일
1판 1쇄 발행　2017년 8월 23일

지은이 • 박원종
펴낸이 • 정영석

펴낸곳 • **마인드북스**
주　소 • 서울시 동작구 양녕로25길 27, 403호
전　화 • 02-6414-5995　　팩　스 • 02-6280-9390
출판등록 • 2009년 3월 5일　제25100-2016-000064호
이메일 • mindbooks@nate.com

ISBN 978-89-97508-47-1　03510